Gertrude Kubiena

Die Kraft chinesischer Hausmittel

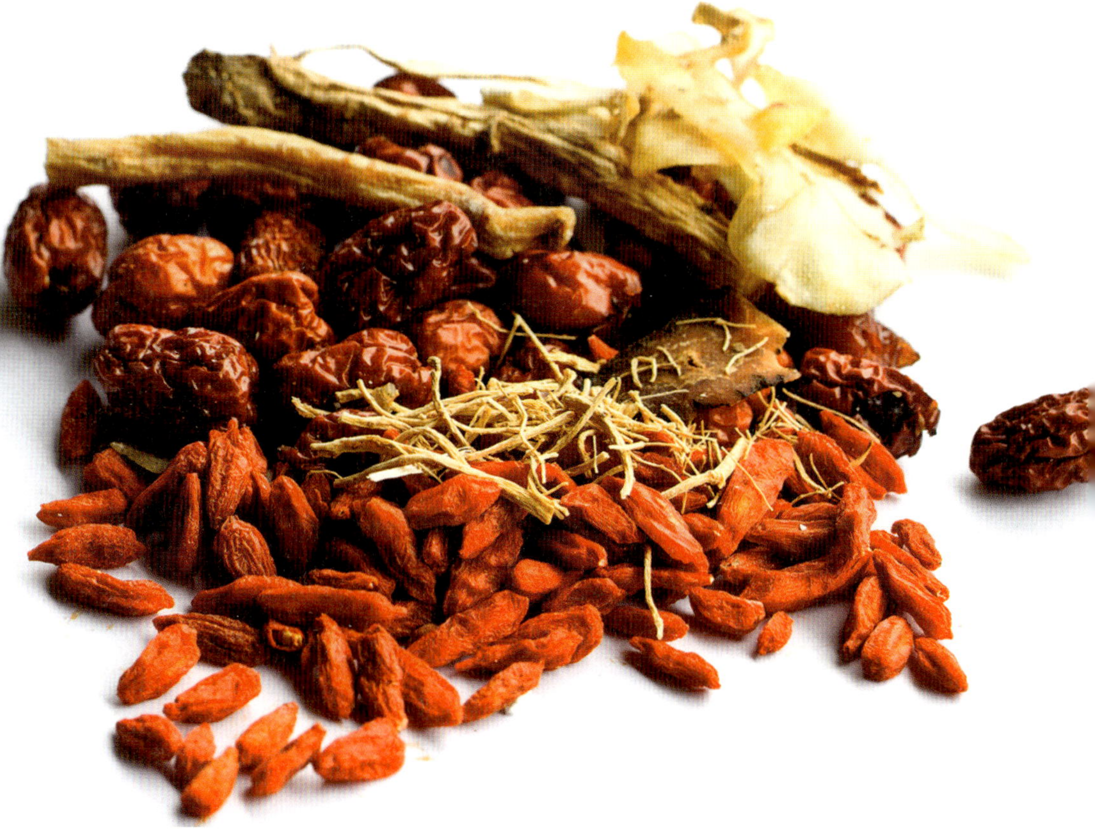

Gertrude Kubiena

Die Kraft chinesischer Hausmittel

Gesund und vital durch das Jahr

maudrich

Prof. Dr. med. et Mag. phil. Gertrude Kubiena
ist Fachärztin für HNO, langjährige Präsidentin der MedChin (Medizinische Gesellschaft für chinesische Gesundheitspflege) und Sinologin. Sie beschäftigt sich seit 1972 mit TCM. Als international begehrte Referentin und Autorin zahlreicher Bücher transportiert sie Faszination und Weisheit altchinesischer Medizintheorien verblüffend einfach und verständlich.

Wegen stilistischer Klarheit und leichterer Lesbarkeit wurde im Text auf die sprachliche Verwendung weiblicher Formen verzichtet. Ausdrücklich sei hier festgehalten, dass die Verwendung der männlichen Form inhaltlich natürlich für Frauen und Männer gilt und keinesfalls einen sexistischen Sprachgebrauch darstellt.

Bibliografische Information der Deutschen Nationalbibliothek
Die Deutsche Nationalbibliothek verzeichnet diese Publikation in der Deutschen Nationalbibliografie; detaillierte bibliografische Daten sind im Internet über http://dnb.d-nb.de abrufbar.

Umschlaggestaltung: Silvia Wahrstätter, www.vielseitig.co.at
Umschlagfoto: © yonibunga – fotolia.com
Typografie & Satz: Hannes Strobl, Neunkirchen
Druck: Gorenjski tisk storitve
ISBN 978-3-85175-988-4
Printed in Slovenia
Auch als E-Book erhältlich: ISBN 978-3-99030-145-6 (pdf)
ISBN 978-3-99030-146-3 (epub)

Vorwort

Seit mehr als 30 Jahren unterrichte ich und schreibe Bücher über TCM für TCM-Fachleute und solche, die es werden möchten. In Österreich ist die Ausübung der Medizin Ärzten vorbehalten. Aber TCM ist für alle da, nicht nur für Fachleute! Es ist erstaunlich, wie viel davon in China echtes Volksgut ist. Als ich mir in Chengdu wieder einmal eine Rippe angeknackst hatte, zauberte ein chinesischer Freund prompt aus seinem Handschuhfach „Yun Nan Bai Yao" hervor, ein wunderbares Mittel bei Verletzungen, Blutungen und starken Schmerzen. Ein anderes Mal war ich im heißen Sommer bei meinen Chinesisch-Lehrern in Beijing eingeladen. Sie begrüßten mich freudig damit, dass sie ganz etwas Besonderes für mich bekommen hätten und das waren Bittergurken. Über deren Geschmack kann man streiten, aber sie wirken kühlend und entgiftend, regen den Kreislauf an, verbessern die Sehkraft und fördern die Hautregeneration. Noch dazu wird ihnen eine Krebs-vorbeugende Wirkung zugeschrieben. Also – was will man mehr? Niemand von diesen netten Leuten hat etwas mit Medizin zu tun, aber sie wissen nicht nur über ihre Hausmittel Bescheid, sondern verfügen auch über ein gewisses Grundlagenwissen der TCM. Auch bei uns interessieren sich immer mehr Nicht-Mediziner für TCM. Im Jahr 2011 habe ich auf Anregung von Frau Dr. Nöbauer 24 Artikel über chinesische Küchenmedizin für die Ärztekrone geschrieben. Die Artikelsammlung war äußerst gefragt. Dank des Unternehmungsgeistes des Maudrich Verlages ist daraus – mit einigen wichtigen neuen Kapiteln und schönen Bildern – dieses handliche Buch entstanden. Wenn wir krank sind, brauchen wir den Arzt, aber wir können viel dazu tun, es gar nicht erst zu werden! Ein paar Hausmittel, chinesische oder auch einheimische, sollte man daher immer parat haben. Und – nie vergessen: Gesundheit beginnt in der Küche!

Gertrude Kubiena — Wien/Weißensee, im heißen Sommer 2013

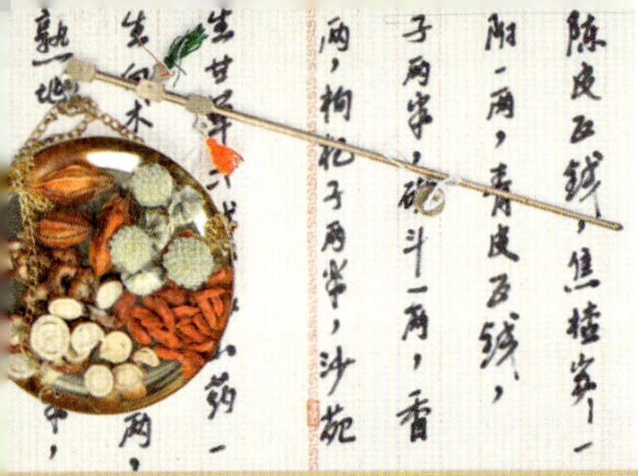 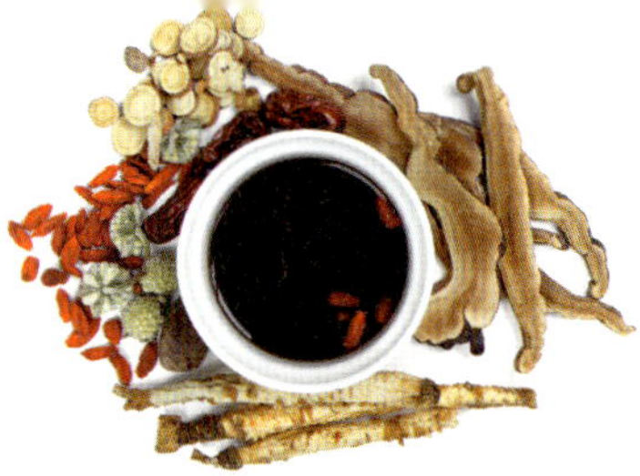 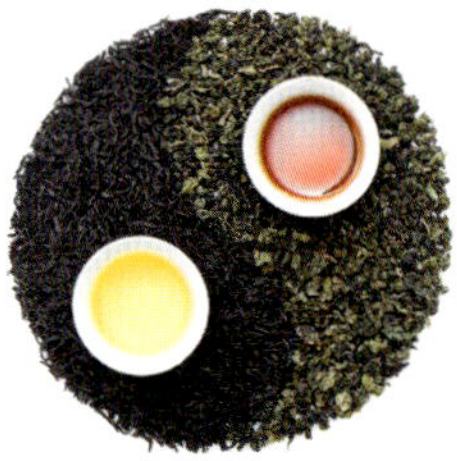

Inhalt

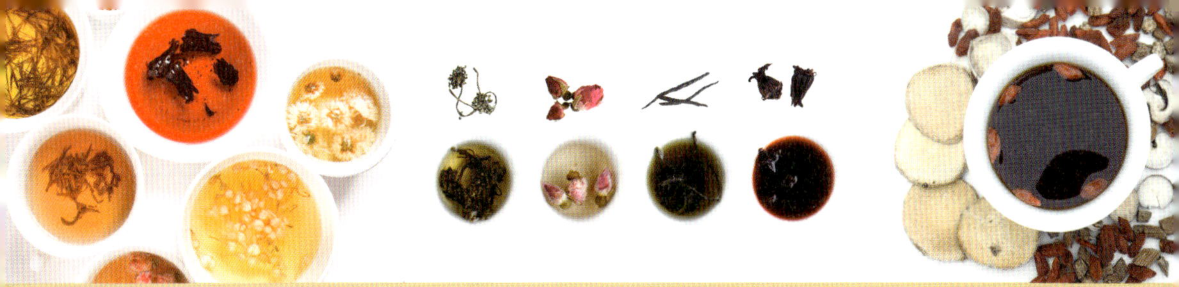

Einleitung

Chinesische Medizin in der Küche bietet eine Fülle an Möglichkeiten, Krankheiten vorzubeugen und kleine persönliche Schwächen auszugleichen. Dieses Buch erhebt keineswegs Anspruch auf Vollkommenheit. Vielmehr soll es Appetit machen – auf chinesische Rezepte und auf weitere Bücher. Es ist bewusst klein und übersichtlich gehalten, um eine erste Orientierung zu bieten. Hier finden Sie Hinweise darauf, welche Nahrungsmittel für Sie geeignet oder ungeeignet sind, dazu einfache Kochrezepte und – man möge mir verzeihen – ein paar ganz wichtige Formeln für „echte" Medikamente, die Sie sich bitte von Ihrem TCM-Arzt anschauen, variieren und verschreiben lassen. Es sind hochwirksame Substanzen enthalten, die wunderbar nützen, aber – falsch eingenommen – auch schaden können. Selbst zubereiten lassen sollten Sie sich ausschließlich Formeln für einmalige Einnahme – wie z. B. das Anti-Kater-Rezept xiao chai hu tang (Kleines Bupleurum-Dekokt) oder die maximal zwei Tage einzunehmenden einfachen Erkältungsrezepte und den Sonnenschutz. Probieren Sie ein paar einfache Kochrezepte aus, und Sie werden sehen: Was Ihrer Gesundheit zuträglich ist, kann auch gut schmecken.

Die Fünf-Elemente-Küche ist derzeit bei uns ungeheuer „in". Dennoch habe ich zwecks Vereinfachung bewusst davon Abstand genommen. Bei den Kochrezepten müssen Sie sich also nicht an eine bestimmte Reihenfolge der Beigabe nach den Fünf Elementen halten. Echte Formeln enthalten meist überwiegend pflanzliche Bestandteile, die einzeln oder als Mischung in der Apotheke oder im Chinaladen erhältlich sind und auf bestimmte Weise zubereitet werden. Beachten Sie hier bitte den Unterschied zwischen Dekokt (eine Art Suppe), Arzneitrank und Granulat! Im Kapitel „Wie man chinesische Diätspeisen und Medikamente zubereitet" (siehe S. 60ff.) finden Sie dazu nähere Hinweise.

Die meisten Zutaten für die Kochrezepte hingegen haben Sie ohnedies vorrätig, oder Sie bekommen sie auf dem Markt oder im Supermarkt. Die mit einem Stern (*) gekennzeichneten Zutaten erhalten Sie im Fachhandel, d.h. in der Apotheke, im Chinaladen oder im Reformhaus. Am sichersten ist die Apotheke, denn die dort gehandelten Waren müssen auf gesundheitsschädigende Inhaltsstoffe, wie Schimmelpilze und Insektenvertilgungsmittel, überprüft sein. In der Arzneimittel-Liste auf S. 170ff. finden Sie eine Auflistung der Zutaten, die lateinische, deutsche und chinesische Schreibweise sowie zahlreiche Bilder zur Illustration. Auch, in welcher Form und wo die Kräutermischungen bzw. Zutaten erhältlich sind, wird dort näher erläutert. Eine erweiterte Liste steht auf www.medchin.at zur Verfügung.

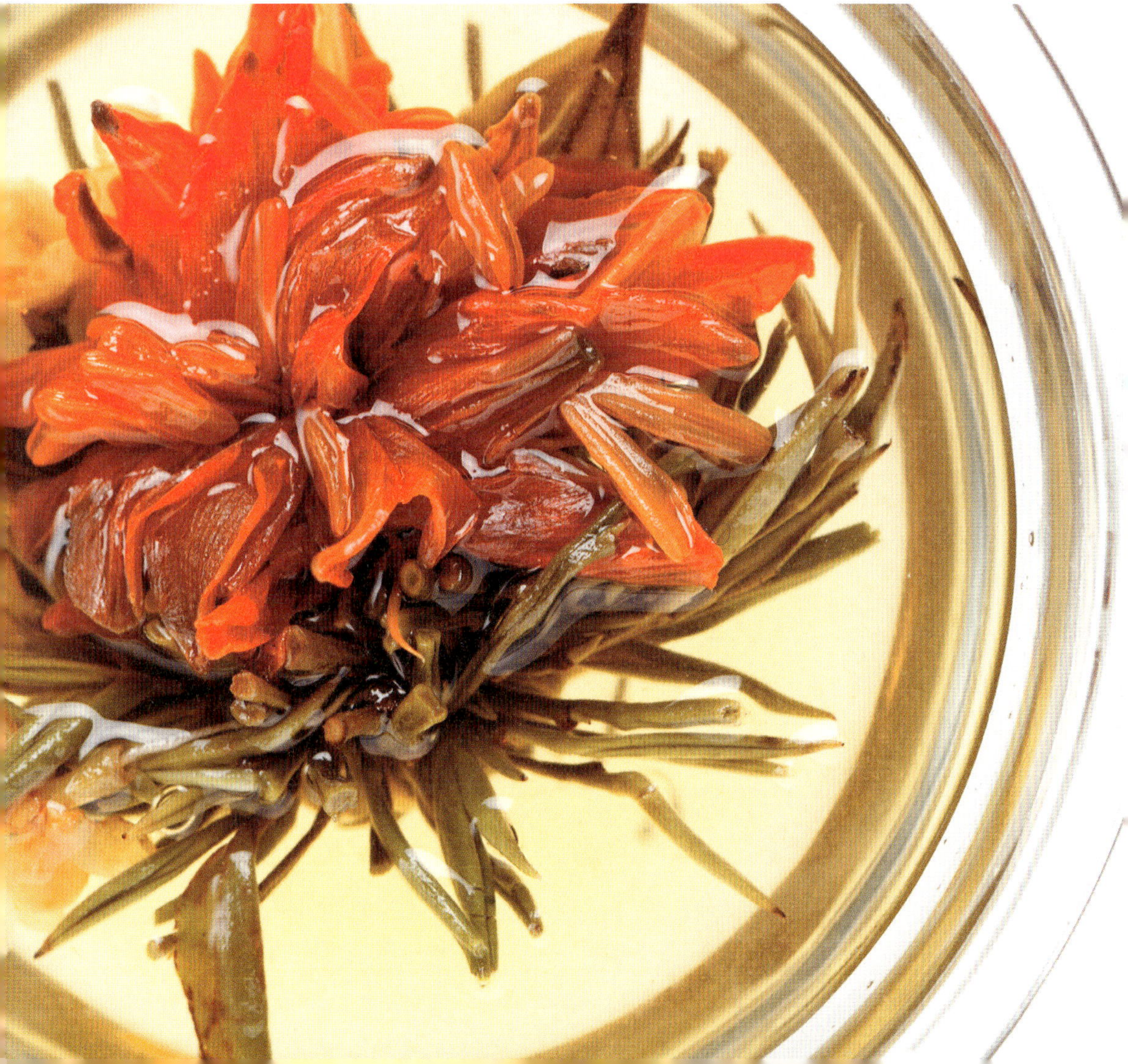

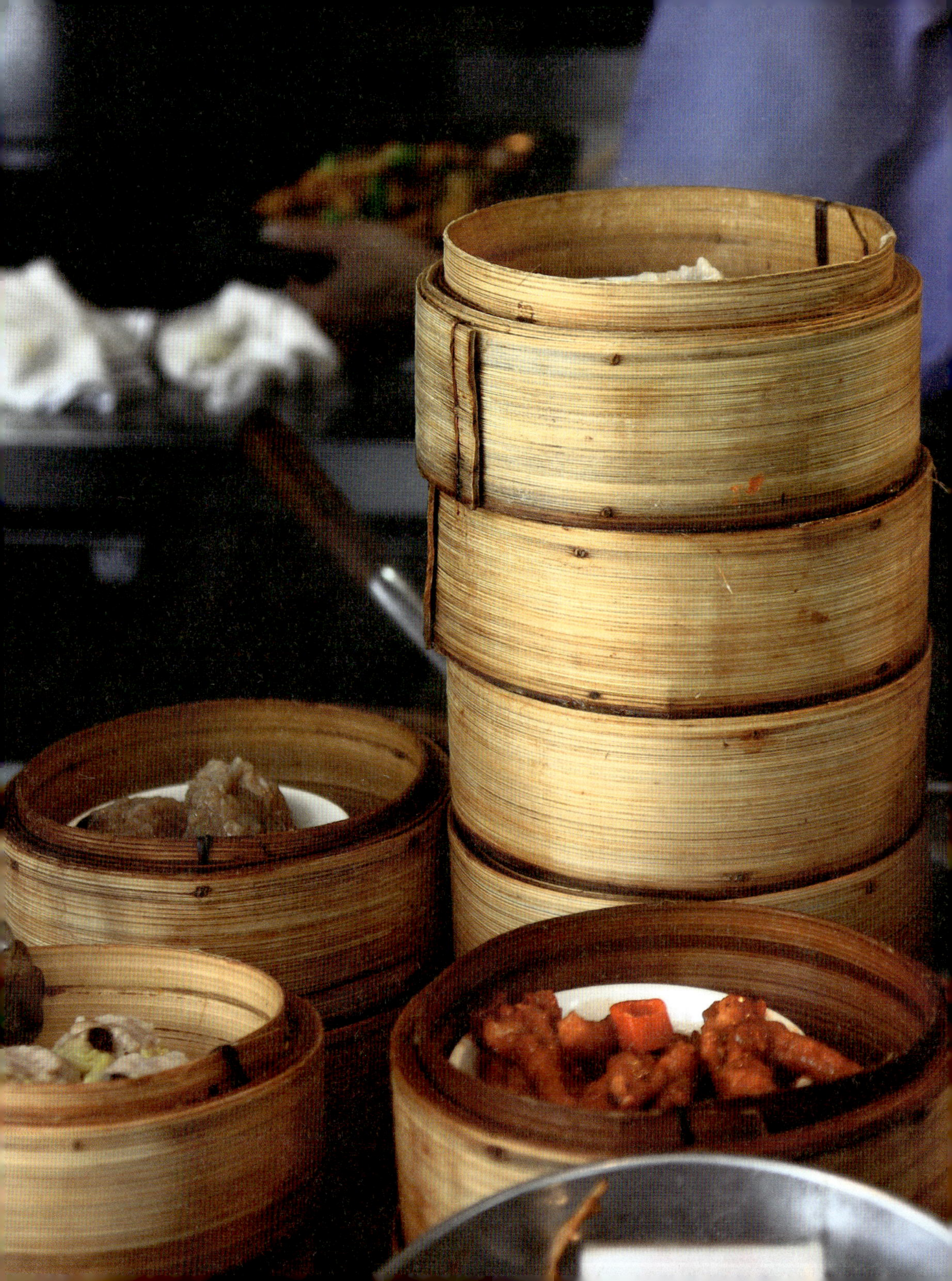

Ernährung im Reich der Mitte

Gesundheit beginnt beim Essen

„Eigentlich bin ich nach China gefahren, weil ich abnehmen will. Chinesisches Essen schmeckt mir nämlich gar nicht!", lamentierte mein Freund Peter, während er sich vom 14. Gang, der gerade serviert wurde, reichlich bediente. Hier mit seinem Vorsatz zu brechen, ist verzeihlich, denn authentisches chinesisches Essen ist meist gesund und köstlich und schmeckt ganz anders als bei uns in den üblichen Chinarestaurants (gegen die ansonsten nichts einzuwenden ist).

Auf einer Chinareise hat man meist lokale Reiseleiter, die in der Regel sehr gefällig sind und fast alle Wünsche erfüllen. Fast, denn einen Wunsch äußert man vergeblich: eine Mahlzeit auszulassen. Das hängt mit der chinesischen Meinung zusammen, dass eine Mahlzeit, die man ausspart, die Lebensenergie Qi bereits erheblich schwächt, ein ganzer Fasttag somit zu völliger Energielosigkeit führt.

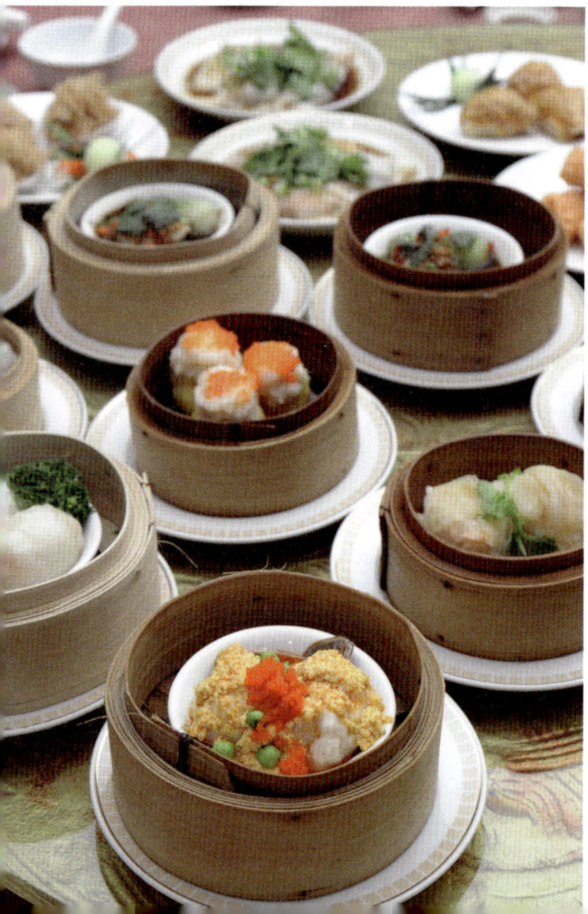

Bis vor wenigen Jahren war Essen in China knapp und man sah daher auch praktisch keine dicken Leute auf der Straße. Das hat sich durch den steigenden Wohlstand, den Einzug von McDonald's und westlicher Lebensmittel – nicht zuletzt Milch, dem Getränk der Erfolgsgeneration – gründlich geändert. Neuerdings gibt es in China sogar Abmagerungskliniken – das wäre früher undenkbar gewesen!

Jedenfalls gehören Essen und Trinken zu den wesentlichen Dingen des Lebens und werden in China noch höher bewertet als bei uns. Gefeiert wird gern im Restaurant mit gutem Essen und am liebsten im großen Kreis. Je mehr Leute, desto mehr Speisen kommen auf den Tisch: Pro Kopf mindestens ein Gericht und eines mehr als die Anzahl der Gäste. Das Essen wird zen-

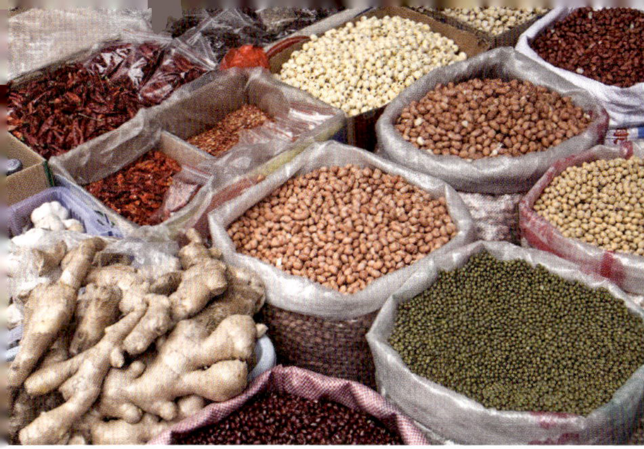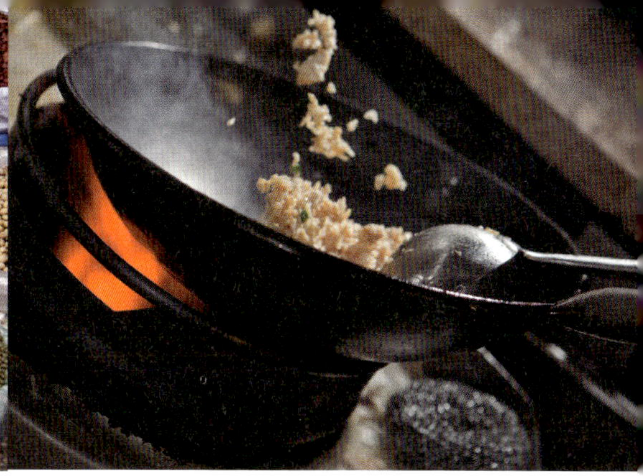

tral platziert und entweder wird vorgelegt oder man bedient sich selbst. Getrunken wird von den Einheimischen meist Tee oder ein alkoholfreies Getränk. Bei Banketten wird reichlich Alkohol serviert: Schnaps, wobei der **Maotai** besonders hoch geschätzt wird. Ich gestehe, dass er nicht so ganz mein Fall ist, er schmeckt (für mich) ein bisschen nach Petroleum. Wein ist in China für gewöhnlich sehr süß und war früher für Österreicher nur schwer genießbar. Mittlerweile hat sich aber eine neue Weinkultur entwickelt. Es gibt chinesisch-französische Joint-Venture-Produkte, die hervorragend schmecken; auch österreichische Weine werden importiert. Nicht zu vergessen das chinesische Bier, dessen berühmteste Marke wohl **Tsingtao** ist. Die Chinesen haben die Braukunst erstklassig von deutschen Braumeistern gelernt. Man kann heute praktisch überall auch das lokale Bier trinken, das dann meist billiger ist als das Tsingtao.

Daheim werden hauptsächlich Gemüse, Reis oder Nudeln und besonders gern gefüllte Teigtaschen gekocht. Für die Füllung hat jede Familie ihr eigenes Geheimrezept.

Nicht alle Chinesen essen gesundheitsbewusst – das ist genauso wie bei uns. Dabei weiß man sehr genau, dass Gesundheit beim Essen beginnt – eine Binsenweisheit! Im vorliegenden Buch beschäftigen wir uns mit diesem Thema und auch damit, wie man kleinere und größere Sünden diätetisch ausbügeln kann. Eine Grundweisheit vorab: *Man soll regelmäßig essen, nicht zu heiß, nicht zu kalt, nicht zu fett, nicht zu viel und nicht zu wenig.* Leicht gesagt – die Umsetzung erweist sich da oft als viel schwieriger. Wie sie mit einigen Tipps und Rezepten gleich besser gelingt, dazu später mehr.

Chinesische Ess- und Trinksitten

Chinesische Ess- und Tischsitten unterscheiden sich gewaltig von unseren. Reis wird nach den „guten Sachen“ serviert und Suppe kommt ganz zum Schluss. Salz wird kaum verwendet, man würzt stattdessen mit Sojasauce. Als Chinareisender sollte man auf jeden Fall den Umgang mit den Essstäbchen erlernen, denn es ist lästig, jedes Mal nach Besteck zu fragen, woraufhin dann oft eine hektische Suche beginnt. Stäbchen sind angenehm zu gebrauchen, man muss nur einige kleine Tricks kennen. Und sie sind auch sehr praktisch: Selbst fern jeglicher Zivilisation lassen sich Stäbchen aus Ästen leicht herstellen.
Die Zubereitung von Fleisch in kleinen Stückchen ist typisch und entspringt der Sparsamkeit: Es braucht viel weniger Heizenergie, um geschnetzeltes Fleisch abzubraten, als eine ganze Gans.
Zu einem guten Essen gehört einfach, dass man schmatzt und rülpst. Außerdem spuckt man Gräten, Knochen etc. einfach direkt auf den Tisch. Post festum wird alles in Bausch und Bogen vom Tisch gefegt; wenn es ein Tischtuch gibt, dann wird alles hineinverpackt und abtransportiert. Das ist ebenso gewöhnungsbedürftig wie die Tatsache, dass man mit den eigenen Stäbchen von den allgemeinen Tellern nimmt. Man muss sich eben darüber im Klaren sein, dass man sich in einem anderen Kulturkreis befindet. Das zeigt sich u. a. auch in der Vorliebe der Chinesen für knochennahes und fettes Fleisch. Ein Bekannter beschwerte sich bei mir darüber: „Was machen die nur mit den guten Stücken? Die essen sie wahrscheinlich selber in der Küche!“ Dem ist aber nicht so: Als Leckerbissen par excellence gilt zum einen das Nahrhafteste – das fette Fleisch – und zum anderen das

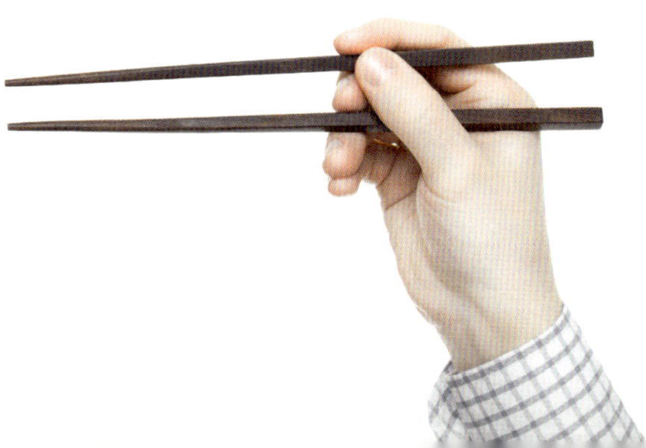

Der Umgang mit den Essstäbchen – ein „Muss“ für Chinareisende

Rareste. Beispielsweise hat ein Huhn sehr viel Fleisch, aber nur zwei gelbe Krallen, und diese sind in China wertvoller als das gesamte restliche Huhn. Schmackhaft zubereitet heißen sie übrigens Phönixkrallen – für Kenner eine wahre Delikatesse.

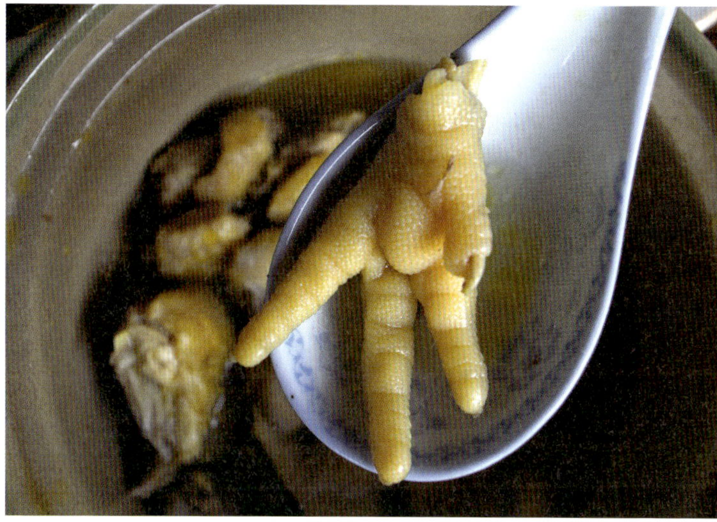

Hühnerkrallen: eine chinesische Spezialität

Bei einem offiziellen Bankett muss man beim Trinken sehr aufpassen. Kaum hat man ein Schlückchen genommen, wird schon wieder nachgeschenkt und man verliert leicht die Kontrolle. Alkohol wird sowohl beim Kochen als auch in der Medizin verwendet. Er gilt als wärmend und „Blut bewegend", d. h. den Kreislauf anregend.

Die Vorliebe für fettes Fleisch führt jedoch, sobald nun Überfluss herrscht, auch zu vielen Krankheiten – nicht anders als in der westlichen Welt. Wir wissen, dass ein hoher Cholesterinspiegel den Nährboden für Schlaganfall, Herzinfarkt, Gefäßverschlüsse etc. bildet. Dem kann jedoch vorgebeugt werden – teils mit ganz einfachen Mitteln. Zum Beispiel mit **Goji-Beeren** (auch Bocksdornfrüchte genannt), die mittlerweile auch bei uns leicht erhältlich sind. Man bekommt sie immer häufiger auch bei den großen Lebensmittelketten.

Für den Fall, dass Sie die **Goji-Beeren** auf speziellen Märkten kaufen wollen, hier die chinesischen Schriftzeichen: 枸 杞 子

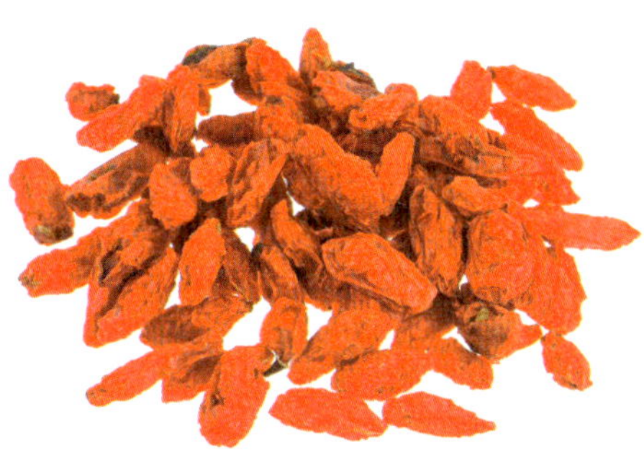

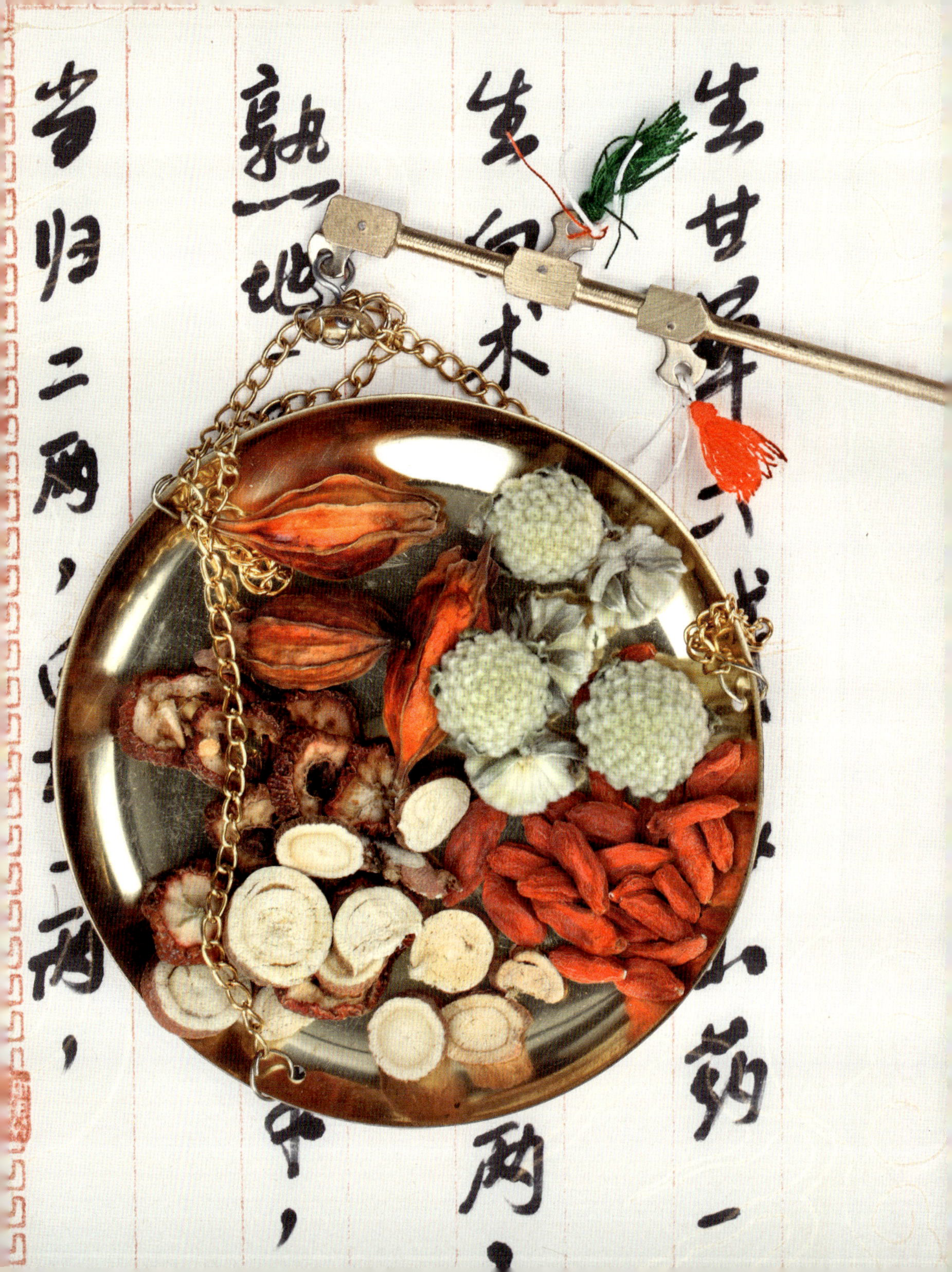
当归二两，

Die Grundlagen der TCM und Diätetik

Grundlagen der Diätetik

Die Grundkonzepte der Traditionellen Chinesischen Medizin (TCM) basieren auf drei Theorien: der Lebensenergie **Qi**, den beiden ergänzenden Kräften **Yin** und **Yang** und den **Fünf Elementen**. Zusammen bilden sie die Grundlagen der chinesischen Diätetik, der **Lehre von der Zusammensetzung der Nahrung.**
Alle drei Konzepte sind nicht auf die Medizin beschränkt, sondern beziehen sich auf alle Lebensbereiche. Ihren Ausgang nehmen sie in einfachen Naturphänomenen, die wir mit unseren Sinnen wahrnehmen können: Luft, Wolken und Atemhauch; Licht und Schatten; Flut und Ebbe, aber auch der Wechsel der Jahreszeiten, der Lebenslauf von der Geburt bis zum Tod. Alle diese Phänomene sind auch uns vertraut. In China dienten sie als Vorbilder zur Beschreibung menschlicher Befindlichkeiten und Vorgänge im Körper, wurden philosophisch betrachtet und die Quintessenz daraus sogar zu philosophischen Prinzipien erhoben. In der chinesischen Medizin gelten diese philosophischen Theorien bis heute.
Dass die chinesische Medizin auf philosophischen Grundsätzen beruht, ist nicht zuletzt durch die damalige Ausbildung zu erklären: In historischer Zeit gab es in China keine Medizinische Universität, sondern nur eine klassische Erziehung. Um für ein Staatsamt infrage zu kommen, mussten die Studenten in einer landesweit gleichen Prüfung ihre Kenntnis der chinesischen Klassiker nachweisen. Dazu gehörten auch die Medizin-Klassiker. Medizin auszuüben, galt übrigens nicht als besonders vornehm. Wer sich dennoch dazu berufen fühlte, der ging bei einem Meister, der in Medizin ausgebildet und erfahren war, in eine Art Lehre.
So führt uns die chinesische Medizin, insbesondere aber die Ernährungslehre, zurück zu den Wurzeln der philosophischen Prinzipien. Die Wirkung von Speisen, Getränken und Medikamenten wird zwar – wie alles in der chinesischen Medizin – den philosophischen Theorien untergeordnet. Wenn wir aber beurteilen, ob eine Speise eher leicht oder schwer ist, in den Kopf steigt oder schwer im Magen liegt, ob sie süß oder sauer schmeckt, uns wärmt oder kühlt, welche Farbe sie hat etc., verwenden wir wiederum unsere Sinnesorgane auf elementare Art – ganz wie die Beobachtungen, die erst zu diesem Ideengebäude geführt haben. Auch die Lehren darüber, wie Nahrungsmittel und in weiterer Folge Medika-

mente wirken, sind von diesen Beobachtungen geprägt. Dazu kommt noch so manche ganz spezielle Wirkung: Zum Beispiel wirkt **Ingwer** gegen Übelkeit, Reisekrankheit und Schwangerschaftserbrechen, **Fisch** fördert die Zahn- und Knochenbildung, **Walnüsse** sind sowohl für das Hirn als auch für die Potenz ein Geheimtipp.

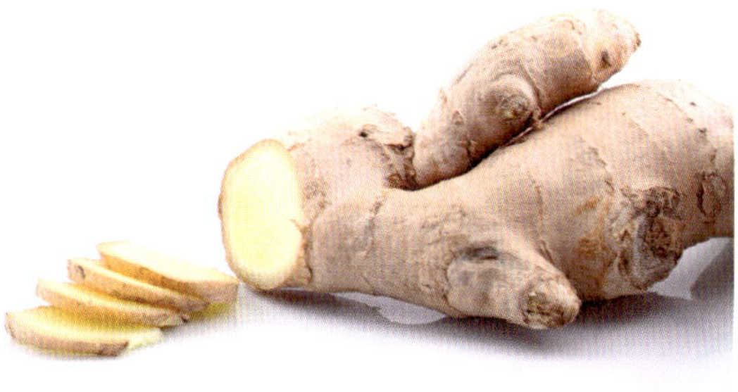

Ingwer gegen Übelkeit

Unbewusst wenden auch wir Grundsätze der chinesischen Medizin an, indem wir Nahrungsmittel entsprechend ihrer Wirkung einsetzen oder ergänzen: So würzen wir fette Speisen gern mit Pfeffer und aromatisch duftenden Kräutern, im Winter lieben wir wärmende Gewürze wie Zimt und Gewürznelken – davon kann man sich auch in der traditionellen westlichen Winterküche und nicht zuletzt an den Lebkuchen- und Punschständen der Weihnachtsmärkte überzeugen. Im Sommer hingegen schätzen wir Melonen und Gurken (oft unbewusst) aufgrund ihrer kühlenden Wirkung. Letztendlich leitet uns der natürliche Instinkt recht gut in die richtige Richtung – wir müssen ihn nur zu nützen wissen.

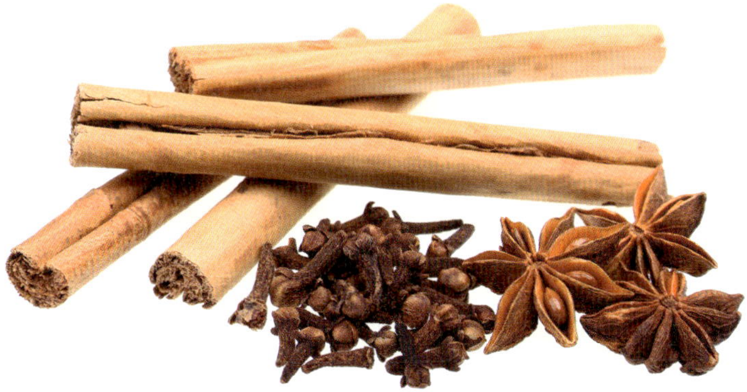

Wärmende Gewürze wie Zimt und Gewürznelken im Winter

Yin und Yang

Wer kennt nicht die **Monade**, das Symbol für Yin und Yang? Man begegnet ihr auch in der westlichen Welt – als Firmenzeichen, Ohrgehänge, Halskette, Gläseruntersetzer, ja sogar als Fußabstreifer.

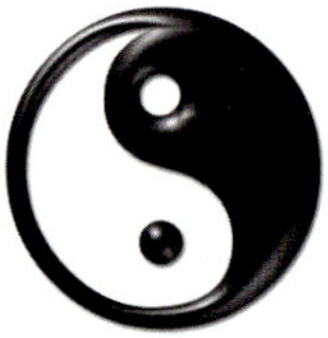

Wenn ich meine Studenten frage, was ihnen – ohne einschlägige Vorbildung – zu Yin und Yang einfällt, dann höre ich immer als Erstes: „Gegensatz." Das stimmt schon, denn eine der ursprünglichen Bedeutungen für „Yin" ist Schatten- und für „Yang" Sonnenseite eines Berges. Aber das ist bei Weitem nicht alles! Diese gegensätzlichen Phänomene sind ohneeinander sinnlos – wie es keinen Schatten ohne Licht gibt. Das heißt, sie ergänzen einander auch. Philosophisch betrachtet geht es dabei um die Dynamik des Universums, wo sich Yin ununterbrochen in Yang umwandelt und umgekehrt. Daher dürfte man die Monade eigentlich gar nicht statisch betrachten, denn alles Lebende ist ständig in Wandel und Bewegung begriffen: Nacht und Tag, Ebbe und Flut, Schlafen und Wachen und – wesentlich für alle Überlegungen in puncto Diätetik – Nahrung und Energie.

Was auch im bloßen Bild sichtbar wird, ist ein perfekter Kreis, gebildet aus zwei „Fischen". Der schwarze Fisch symbolisiert Yin, der weiße Yang. Wo Yin am größten ist, ist Yang am kleinsten und beginnt zu wachsen, und umgekehrt. Jeder Fisch verfügt über ein „Auge" in der jeweiligen Komplementärfarbe: ein Zeichen dafür, dass ihm auch ein Keim der jeweils anderen Kategorie innewohnt.

Der Kategorie **Yin** werden z. B. Materie, Erde, Dunkelheit, Kühle, Nähren, Ruhe, Innen und Frau zugeordnet. Zu **Yang** hingegen gehören Begriffe wie Funktion, Himmel, Licht, Wärme, Umwandlung, Action, Außen und Mann.

Ziemlich chauvinistisch und nicht mehr zeitgemäß – oder? Man darf aber nicht vergessen, dass Yang aus Yin entsteht, dass Yin also die Grundlage für jede Aktivität ist!

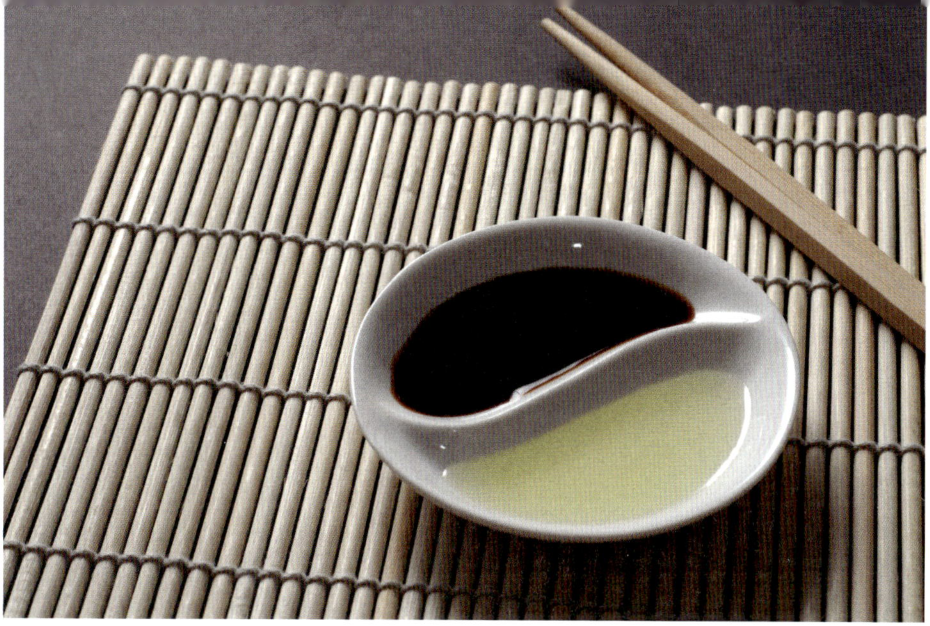

Die Prototypen für Yin sind **Wasser** und für Yang **Feuer**. Dies ist von besonderer Bedeutung für die Diätetik, wo das Temperaturverhalten von Nahrungs- und Genussmitteln eine wichtige Rolle spielt. Gemeint ist damit, welche Wirkung sie im Körper entfalten: „Heiße" Nahrungsmittel sind solche, die Körper und Organe **wärmen** und **aktivierend** wirken. Laut TCM bewegen sie das Qi. Je anregender und wärmender eine Substanz wirkt, desto stärker ist ihr Yang-Aspekt ausgeprägt. Sie wirkt gegen Feuchtigkeit und Kälte und regt die Abwehrkräfte an. Als heiß gelten z. B. Alkohol, Lammfleisch und scharfe Gewürze wie Pfeffer, Ingwer und Zimt (siehe Tabelle S. 24ff.).

Was **kühlt**, verlangsamt dagegen den Fluss des Qi, wirkt **beruhigend** und ist Yin-lastig. Zu diesen Nahrungsmitteln zählen beispielsweise Tintenfisch, Schweinefleisch, Spargel, Bananen, Krabben, Algen (z. B. in Sushi), aber auch viele wasserreiche Obst- und Gemüsesorten wie die Wassermelone, Tomaten und Bambussprossen.

Zu viel Yin-lastige Nahrung und zu große Essensmengen machen uns träge. Zu viel Yang-lastige Nahrung und zu wenig Essen machen uns unruhig. Und beide Arten der Unausgewogenheit können uns den Schlaf rauben: Zu viel und zu schwe-

res Essen beschwert den Magen und beunruhigt dadurch das Herz, zu wenig und zu „heißes“ Essen beunruhigt an sich.
Zum Glück gibt es nicht nur **„heiße“ und „kalte“ Nahrungsmittel**, sondern auch **warme, kühle und neutrale**. Und auch die Zubereitungsart beeinflusst die „Temperatur“ der Speisen. So fördert Braten oder Grillen die Hitze, während Kochen, Schmoren oder Dünsten sanfter wärmt. Zubereitungsarten mit viel Wasser – auch Einweichen oder Kochen – wirken kühlend. Eisgekühlte oder tiefgefrorene Nahrungsmittel wirken auch kalt.

Um herauszufinden, was Ihnen gut oder weniger gut tut, sollten Sie sich selbst folgende Frage stellen:

- Sind Sie ruhelos und nervös, regen Sie sich leicht auf, haben Sie Hitzewallungen oder ist Ihnen ständig heiß? Dann sollten Sie stark Yang-lastige Nahrungs- und Genussmittel meiden und mehr Kühlendes essen. Spargel ist beispielsweise ein „anti-heißer“ Tipp.
- Wenn Sie hingegen ständig müde und schläfrig sind, sich zu nichts aufraffen können und immer frösteln, dann tut Ihnen Yang-Lastiges ganz gut, zum Beispiel wärmende Gewürze wie Kardamom und Zimt.

Achten Sie auf eine gesunde Balance und übertreiben Sie es nicht mit Yin- oder Yang-lastiger Nahrung. Wenn man Yang braucht, muss man auch Yin zuführen, da Yang aus Yin entsteht. Yin verhält sich zu Yang wie eine gute Mama zum unbändigen Kind: Es „gebiert“ und nährt Yang und „hält es an der Kandare“. Das ist notwendig, weil zu viel Yang zu Überaktivität bis hin zur Erschöpfung führen kann. Man verzehrt sich sozusagen selbst. Also immer daran denken: „Zu wenig und zu viel ist des Narren Ziel.“ Das ist zwar kein chinesischer Sinnspruch, entspricht aber durchaus der Sichtweise der TCM.

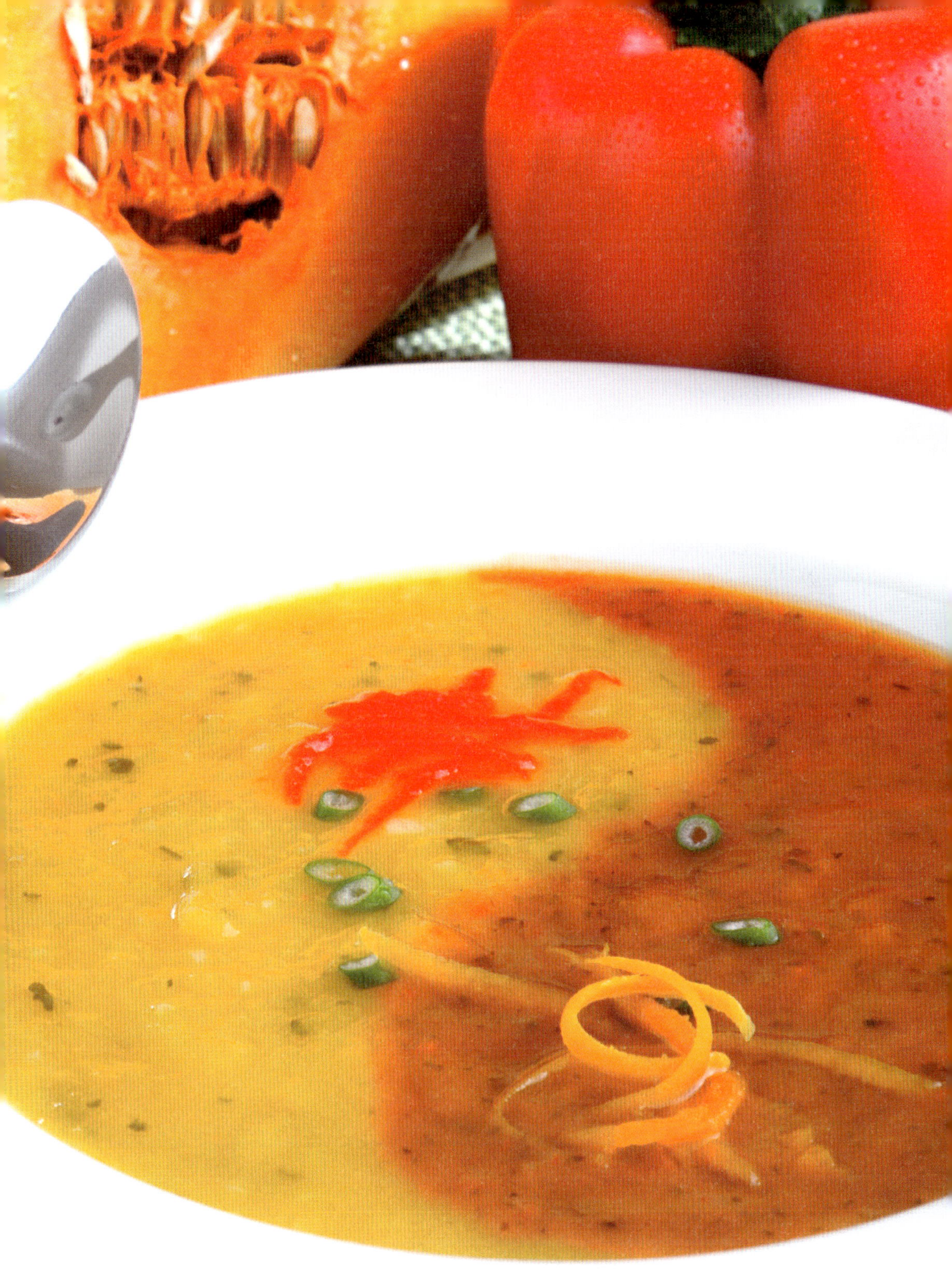

Temperaturverhalten und Geschmack von Nahrungsmitteln (eine Auswahl)

Temperaturverhalten	Geschmack	Nahrungsmittel
heiß	sauer	Forelle
	scharf	Cayennepfeffer, Chilli, Glühwein, Ingwer getrocknet, Knoblauch, Pfeffer, Piment, Zimt, Zimtrindentee
	süß	Fencheltee, Lamm, Zimt
kalt	bitter	Aloe vera, Bambussprossen, Chicoree, Grüner Salat, Grüner Tee, Löwenzahn, Spargel
	salzig	Agar-Agar, Krabben, Nori-Algen, Salz, Schnecken, Sojasauce, Tintenfisch
	sauer	Karambole (Sternfrucht), Kiwi, Limone, Tomate
	scharf	Weizenkeime
	süß	Agar-Agar, Bambussprossen, Banane, Karambole (Sternfrucht), Grüner Salat, Grüner Tee, Honigmelone, Kaki, Kiwi, Löwenzahn, Nori-Algen, Schnecken, Spargel, Tintenfisch, Tomate, Wassermelone, Weizenkeime
kühl	bitter	Alfalfa, Brunnenkresse, Hopfen, schwarzer Tee, Weizenbier
	salzig	Gerste, Kichererbse, Rote Sojabohnen, Schweinefleisch
	sauer	Apfel, Birne, Chinakohl, Erdbeere, Grapefruit, Kumquat, Mandarine, Maulbeere, Mungbohne, Orange, Stachelbeere, Weizenbier
	scharf	Brunnenkresse, Kumquat, Majoran, Meerrettich, Pfefferminztee, Radieschen, Rettich, Sellerie
	süß	Apfel, Birne, Broccoli, Brunnenkresse, Chinakohl, Entenei, Erdbeere, Gerste, Gurke, Honigmelone, Karfiol, Kaninchenfleisch, Kumquat, Majoran, Mandarine, Mangold, Maulbeere, Melanzani, Mungbohne, Mungbohnensprossen, Olivenöl, Orange, Perlgerste, Radieschen, Reismilch, Rettich, Rote Rübe, schwarzer Tee, Schweinefleisch, Sellerie, Sesamöl, Spinat, Stachelbeere, Tofu, Weizen, Weizenkleie
neutral	bitter	Ginkgo, Kamillentee, Kohlrabi, Kürbiskerne, Maishaar-Tee, Orangenblütentee, Orangenschale, Papaya, Roggen, schwarzer Sesam
	salzig	Austern, Barsch, Ente, Hai, Hirse, Käse, Kaviar, Sardine, Sepia

Temperatur-verhalten	Geschmack	Nahrungsmittel
neutral	sauer	Azukibohnen, Käse, Mango, Olive, Pfirsich, Pflaume, schwarzer Sesam, Weintraube
	scharf	Kohlrabi, Orangenblütentee, Orangenschale, Safran
	süß	Austern, Barsch, Dinkel, Eigelb, Ente, Erbse, Erdnuss, Erdnussöl, Feige, Flaschenkürbis, Gans, Gelbe Sojabohne, Ginkgo, Hai, Hering, Hirse, Honig, Kamillentee, Karpfen, Kartoffel, Käse, Kaviar, Kohl, Kohlrabi, Kokosmilch, Kuhmilch, Kürbiskerne, Linsen, Mais, Maishaar-Tee, Makrele, Mandel, Mango, Karotte, Olive, Papaya, Pfirsich, Pflaume, Reis, Sardine, schwarze Sojabohne, schwarzer Sesam, Sesam, Sonnenblumenkerne, Stangenbohne, Süßkartoffel, Thunfisch, Weintraube, Zucker weiß
warm	bitter	Alkohol (Wein, Reiswein, Sherry, Bier), Anistee, Basilikum, Curcuma, Essig, Ginseng, Kaffee, Kapern, Kardamom, Mandarinenschale, Mohn, Petersilie, Pistazie, Roggen, Thymian, Zwiebel
	salzig	Kabeljau, Miesmuscheln, Muscheln, Petersilie, Shrimps
	sauer	Alkohol (Wein, Reiswein, Sherry, Bier), Ananas, Marille, Essig, Granatapfel, Himbeere, Kastanie, Kirsche, Kirschensaft, Litschi, Pistazien, Quinoa, Weißdorn
	scharf	Alkohol (Wein, Reiswein, Sherry, Bier), Anis, Basilikum, Curcuma, Dill, Fenchel, Gewürznelken, Grapefruitschale, frischer Ingwer, Ingwertee, Jasmintee, Kapern, Kardamom, Koriander, Kümmel, Lauch, Likör, Lorbeerblatt, Mandarinenschale, Muskat, Petersilie, Rosmarin, Salbei, Schalotte, Schnittlauch, Senf, Sternanis, Thymian, Zwiebel
	süß	Alkohol (Wein, Reiswein, Sherry, Bier), Aal, Ananas, Anis, Basilikum, Buchweizen, Dattel, Dinkel, Fenchel, Ginseng, Granatapfel, Grünkern, Hafer, Hammel, Himbeere, Honigwein, Huhn, Hühnerleber, Jasmintee, Kardamom, Kastanie, Kirsche, Kokosnuss, Kümmel, Kürbis, Lachs, Likör, Litschi, Longanfrucht, Lorbeerblatt, Malz, Marille, Petersilie, Pinienkerne, Pistazien, Quinoa, Rindfleisch, Rohrzucker, Rosinen, Schafmilch, Schweineleber, Sternanis, Süßwassershrimps, Traubensaft, Walnuss, Weißdorn, Ziegenmilch

Das Qi und die drei Schätze: Jing, Qi, Shen

Zu Beginn wurde sie schon erwähnt: die Lebensenergie Qi. Auch dieses Konzept findet seinen Niederschlag in der Ernährung und der Ernährungslehre. Wenn ein Chinese auf dem Markt einkauft, dann prüft er die Nahrungsmittel genau, um festzustellen, ob sie „Qi" und „Shen" haben. Doch was sind „Qi" und „Shen"?
„Qi" wird oft mit „Vitalenergie" übersetzt, was der Vielschichtigkeit des Begriffes nicht ganz gerecht wird. Deshalb übersetzt man es heute für gewöhnlich überhaupt nicht, sondern spricht einfach von „Qi" 氣. Im Wörterbuch findet man so unterschiedliche Übersetzungen wie Luft, Atemluft, Laune, Geschmack, allgegenwärtige Triebkraft des Universums und vieles andere mehr. Das kommt daher, dass Qi ursprünglich etwas Fühl- oder Sichtbares war wie ein Atemhauch, Nebel oder eine Wolke. Im Lauf der Zeit wurde es immer mehr zu einem philosophischen Begriff, mit dem heute der Lauf der Welt und die Phänomene des Lebens erklärt werden.

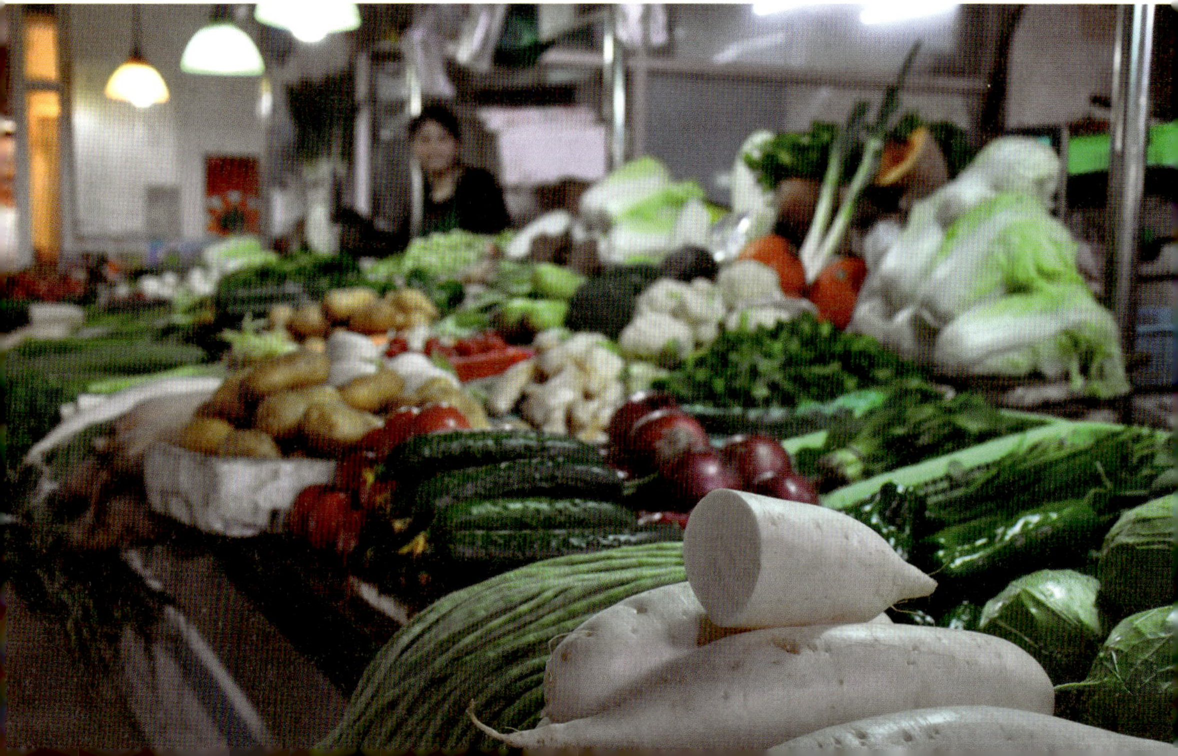

In der Medizin versteht man darunter die unsichtbar wirkende Kraft, die Leben ausmacht und vom Tod unterscheidet. Das erinnert an die biblische Geschichte von der Erschaffung Adams, wo ja ein Lehmklumpen durch den göttlichen „Odem“ zum Leben erweckt wird.

Qi ist ein aktives, bewegliches Phänomen, das aus einer soliden „Essenz“ – Jing – entsteht.

Betrachten wir kurz die Schriftzeichen für Jing – jīng 精 und Qi – qì 氣: In beiden finden wir das Zeichen für Reis, mǐ 米. Im Zeichen für Jing steht es allerdings an erster Stelle und verweist auf die Kategorie des Begriffes, nämlich etwas Nährendes, sehr Substanzielles. Im klassischen Zeichen für qí 氣 hingegen sieht man Reis 米 kombiniert mit dem Bildzeichen für Dampf, Gas 气. Ein deutlicher Hinweis darauf, dass aus dem Nährstoff etwas herausdestilliert wurde. Das moderne, vereinfachte Zeichen für qì – 气 – hat „an Substanz verloren“, das Symbol für Reis wurde weggelassen. Wie es uns geht, wie leistungsfähig, wie widerstandsfähig, wie gelaunt wir sind, wie unser Kreislauf, unsere Organe funktionieren, all das hängt vom augenblicklichen Zustand unseres Qi ab. Und dessen Zustand hängt wiederum von drei Faktoren ab:

1. **Von der ererbten Konstitution:** Es ist ja nicht selbstverständlich, dass aus den gleichen Nahrungsmitteln und der gleichen Luft sowohl Ottfried Fischer, „der Bulle von Tölz“, als auch Angelina Jolie werden können – je nachdem, wer sie konsumiert. Die chinesische Medizin macht dafür die angeborene Essenz – Jing – verantwortlich. Diese geheimnisvolle Substanz bekommen wir von den Eltern mit. Sie ist unverwechselbar, einzigartig in jedem Einzelnen von uns, in etwa vergleichbar der heute bei der Verbrechensaufklärung und bei Vaterschaftsprozessen so oft zitierten DNA. Laut chinesischer Vorstellung „verdampft“ diese angeborene Essenz langsam im Lauf des Lebens und wird zum aktiv arbeitenden „Quellen-Qi“. Dieses heißt deshalb so, weil es direkt aus der Quelle des Lebens entsteht. Es sorgt für die individuelle Prägung jedes Gewebes, jeder Muskel- und Nervenfaser, jedes Blutkörperchens und jeder Form unserer Energie. Wenn wir lange und gesund leben wollen, dann müssen wir mit unserer angeborenen Essenz – Jing – und somit unserem Quellen-Qi sehr sorgsam umgehen, denn wir besitzen nur ein gewisses Maß davon. Ist dieses erschöpft, müssen wir der Welt Ade sagen.

2. **Vom Zustand des Verdauungssystems:** Dieses leistet nämlich die Hauptarbeit bei der Umwandlung von Speisen und Getränken in körpereigene Substanz und Qi. Dieser Vorgang ist lebensnotwendig, denn von der angeborenen Essenz und vom Quellen-Qi könnten wir nur wenige Tage leben.
3. **Von dem, was wir aufnehmen:** Luft, Essen, Trinken. Und damit sind wir wieder bei der sorgfältigen Prüfung der Lebensmittel angelangt: Ein Nahrungsmittel liefert umso mehr und besseres Qi, je mehr und besseres es selbst davon hat, je näher es noch dem Leben ist. Von Tiefkühlkost hält der Chinese also wenig. Frischer Fisch, frisches Fleisch und knackiges Gemüse hingegen liefern gutes Qi. Am liebsten nimmt der Chinese noch lebenden Fisch mit nach Hause. Bei toten Fischen schaut er sich die Augen an: Glänzen sie noch, dann sind Qi und Geist – Shen – noch vorhanden.

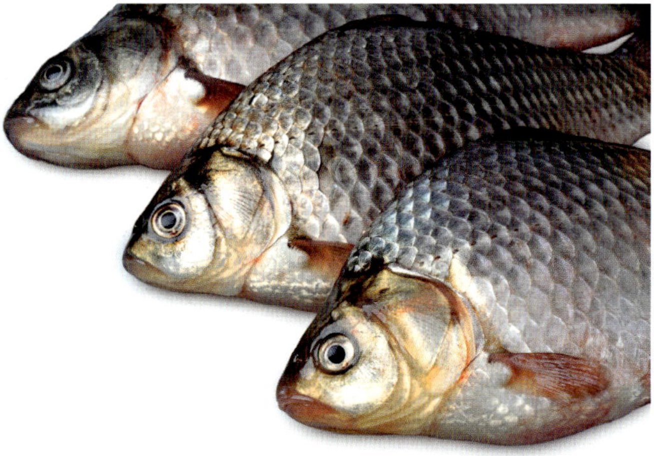

Glänzende Augen – Qi und Shen sind noch vorhanden

Ein paar Worte zu Geist – **Shen** – shén 神: Shen wird aus Qi gebildet, solange wir wach sind, und in den Augen reflektiert. Wenn es uns gut geht, dann leuchten sie; wenn wir müde werden, dann kriegen wir „das müde Auge“: Zunächst erlischt das Funkeln, weil Shen müde ist; dann sinken die Lider schön langsam herab, weil Qi aufgebraucht ist.

Diese drei Phänomene – **Jing, Qi und Shen** – bezeichnet die TCM als **„die drei Schätze"**. Es handelt sich dabei eigentlich um drei unterschiedliche Aggregatzustände von Qi: Essenz – Jing – ist sehr solide und kaum beweglich und wird in das beweglichere Qi umgewandelt, welches aber noch immer eine substanzielle Komponente hat. Geist – Shen – ist die beweglichste, flüchtigste, am wenigsten materielle Form von Qi und daher am leichtesten irritierbar.
Zusammenfassend möchte ich sagen: Je besser die ererbte Konstitution und je besser die Ernährung, desto besser die Chancen auf ein langes und gesundes Leben! „Qi" umfasst alles, was Leben von Tod unterscheidet: Qi belebt uns, bewegt uns, nährt uns. Qi ist einfach Leben und alles, was dazugehört.
Im Folgenden möchte ich kurz auf die Beziehungen von Jing und Qi sowie Shen und Qi eingehen.

Jing und Qi

Jede Form von Materie enthält Energie. Der Grundstoff für alle unsere Lebensfunktionen, unser *Qi*, wird, wie weiter oben ausgeführt, *„Essenz Jing"* genannt. Versuchen wir, das Verhältnis von *Essenz Jing* und *Qi* durch einen banalen Vergleich zu verstehen: Ohne Benzin kann ein Auto nicht fahren. Die Flüssigkeit Benzin muss aber erst durch den zündenden Funken in eine gasförmige, bewegende Substanz umgewandelt werden, um die in ihr schlummernde Energie zu aktivieren und das Auto zu bewegen. Genauso verhält es sich mit *Essenz Jing* und *Qi*: *Essenz Jing* ist die Substanz, aus welcher durch das „Feuer im Tor des Lebens" *Qi* destilliert wird. Dieses Feuer ist uns angeboren und in der chinesischen Denkweise zwischen Nieren und Nabel angesiedelt.
Grundsätzlich werden zwei Arten *Essenz Jing* unterschieden: *erworbene* und *angeborene.* Die *erworbene Essenz Jing* müssen wir unser Leben lang ständig aus Luft und Nahrung produzieren. Denken Sie nur daran, dass Erwachsene meist mindestens 20-mal so viel Gewicht auf die Waage bringen wie ein Neugeborenes! Die Hauptarbeit dafür, dass es soweit kommt, leistet dabei das Verdauungssystem, in der TCM Magen und Milz. Aus *erworbener Essenz Jing* wird *erworbenes Qi*, welches wir brauchen, um unsere alltäglichen Lebensfunktionen in Gang zu halten, zu verdauen, neue Zellen zu bilden und unsere Körpertemperatur zu halten. Das ist aber nicht alles!

Die *angeborene Essenz Jing* wiederum bewirkt, dass – wie bereits erwähnt – aus den gleichen Lebensmitteln so unterschiedliche Menschen wie Ottfried Fischer oder Angelina Jolie werden können. In diesem Sinne entspricht sie den Erbanlagen und ist vergleichbar mit der DNA: unverwechselbar, einmalig, individuell. Die TCM geht davon aus, dass wir von den Eltern ein begrenztes Maß an *angeborener Essenz Jing* als Quelle unseres Lebens mitbekommen. Daraus wird „Quellen-Qi" destilliert, welches unter gesunden Bedingungen ausschließlich dazu dient, alle von uns neu gebildeten Energien und Substanzen wie Zellen und Gewebe als unsere ureigensten zu prägen. Um die Lebensfunktionen aufrechtzuerhalten, wird es allerdings dann herangezogen, wenn nicht genug *erworbenes Qi* zur Verfügung steht, z. B. bei Hungersnöten, schweren Essstörungen oder Burn-out. Die Folgen sind katastrophal: Ist nämlich die *angeborene Essenz Jing* aufgebraucht, müssen wir sterben – eine Vorstellung ähnlich der abgebrannten Lebenskerze.

Für die alltäglichen Lebensfunktionen dient also die aus Luft und Nahrung *erworbene Essenz Jing* und daraus destilliertes *erworbenes Qi*, welches von *Quellen-Qi* individuell geprägt wird. Die TCM betrachtet Unterernährung, ständige Überanstrengung, exzessive Sexualbetätigung (insbesondere bei Männern) sowie zahlreiche, kurz aufeinander folgende Geburten bei Frauen als Raubbau an der *angeborenen Essenz Jing*. In der Denkweise der TCM gelten nämlich auch Samen, ein Teil der dem Kind weitergegebenen Substanz der Mutter sowie Hirn und Mark als *angeborenes Jing*.

Entsprechende Nahrungsmittel wie Markknochen, Hirn und Eier sind zwar hilfreich, um den Verlust möglichst gering zu halten, aber wirklich ersetzbar ist diese kostbare Substanz nicht.

TIPP

Angeborene Essenz Jing ist eine kostbare Substanz und nicht ersetzbar. Versuchen Sie daher, damit hauszuhalten, d. h. sich nicht auszupowern, und achten Sie von vornherein auf vernünftige Ernährung, um die erworbene Essenz Jing zu fördern.

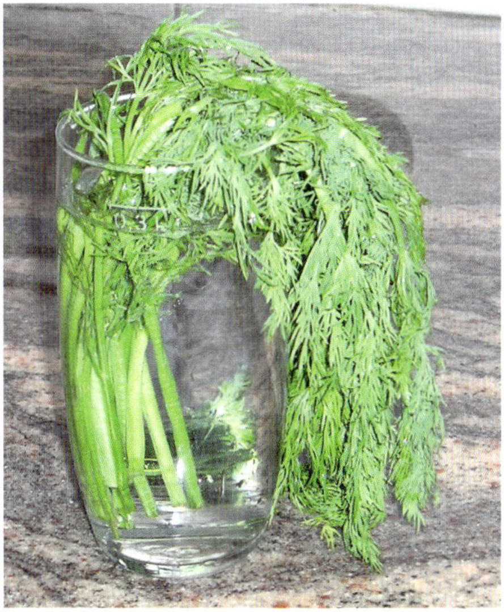

Kein Qi, kein Shen

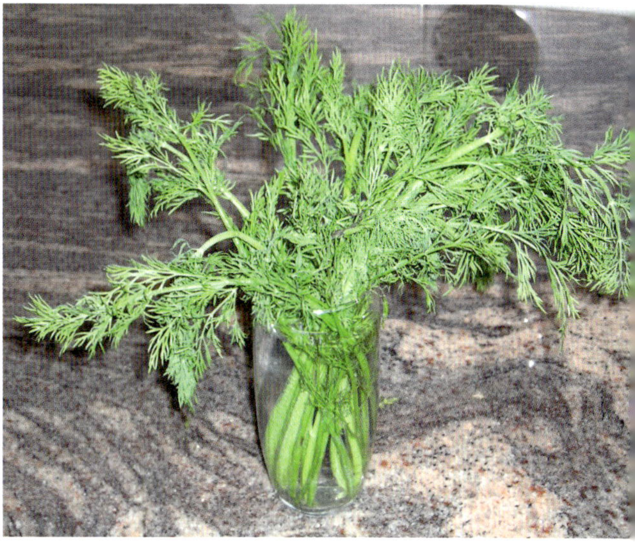

Kräuter mit Qi und Shen

Shen und Qi

Von den drei Schätzen ist Geist *Shen* am leichtesten und luftigsten. *Shen* erleuchtet uns von innen wie eine Laterne, um die Welt für uns wahrnehmbar zu machen. Er ist in erster Linie über die Augen erkennbar. Daher leuchten unsere Augen, wenn wir wach und energiegeladen sind; wenn wir müde werden, erlischt das Funkeln, weil *Shen* müde ist; dann sinken die Lider schön langsam herab, weil nicht genug *Qi* da ist, um die Lider offen zu halten. *Shen* wird aus *Qi* transformiert, solange wir wach sind, und wenn wir schlafen, über *Qi* in *Essenz Jing* zurückverwandelt. Ruhezeiten sind also ganz wesentlich für unseren Energiehaushalt.

Schlussfolgerung

Qi ist, was Leben von Tod unterscheidet, vergleichbar dem biblischen Gleichnis von der Belebung und Beseelung des Lehmklumpens zu Adam durch den „Odem Gottes". Wir alle kommen mit einer bestimmten Konstitution, die wir nicht ändern können, zur Welt. Obwohl der Mensch nicht nur ist, was er isst, sondern auch, was seine *angeborene Essenz Jing* daraus macht, können wir unsere Lebensenergie durch die Ernährung ganz erheblich beeinflussen. Und deshalb achtet der Chinese beim Einkaufen darauf, wie oben erwähnt, ob die Ware noch genug *Qi* hat. Es gilt: Je besser das *Qi* der Nahrung, desto besseres *Qi* können wir daraus gewinnen.

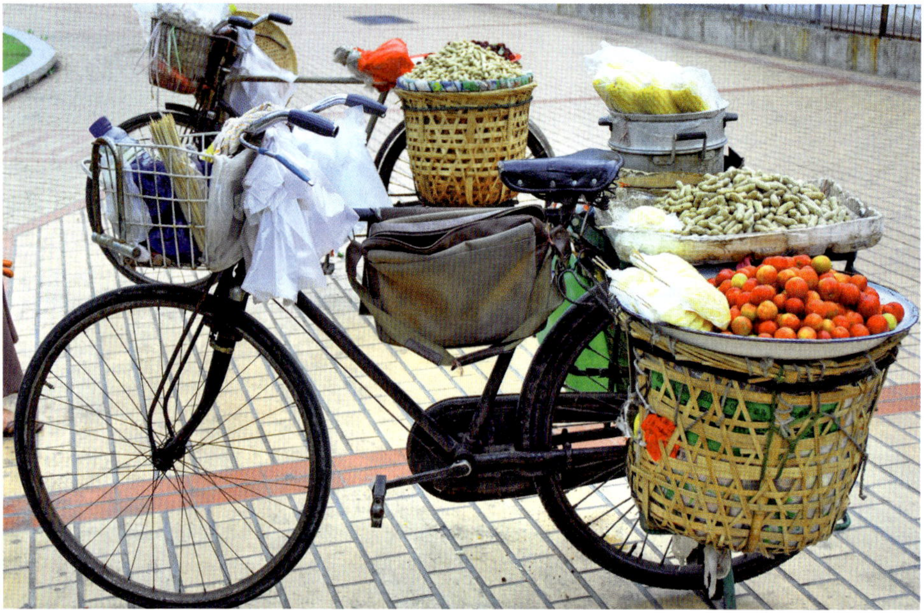

Die Fünf Elemente

Die Energie von Nahrungsmitteln spielt in der chinesischen Ernährungslehre eine große Rolle. Wie diese nach ihrer Temperatur eingeteilt werden, wurde bereits erwähnt. Die chinesische Medizin klassifiziert Lebensmittel aber auch nach den Fünf Elementen. Diesen werden bestimmte **Wirkungen** zugeordnet, auch **auf bestimmte Körperbereiche**. Deshalb sind jedem Element aufgrund seiner Eigenschaften und der Wechselwirkungen, die ihm zugeschrieben werden, zahlreiche Begriffe zugeordnet, die „Entsprechungen" genannt werden. Dazu gehören äußere Faktoren wie Jahreszeiten, mögliche Krankmacher wie Umwelteinflüsse und Emotionen, aber auch innere Organe und die entsprechenden Meridiane, bestimmte Gewebe und Sinnesorgane (Öffner genannt), die über die entsprechenden Nahrungsmittel beeinflusst werden können. Die Zuordnung zu Jahreszeiten und Umwelteinflüssen wird im Anschluss Thema sein. Hier ein erster Überblick über die Fünf Elemente und ihre Wirkungsbereiche:

Funktionskreise und Entsprechungen der Fünf Elemente

Element	Holz	Feuer	Erde	Metall	Wasser
Jahreszeit	Frühling	Sommer	Spätsommer	Herbst	Winter
Farbe	blau/grün	rot	gelb	weiß	schwarz
Geschmack	sauer	bitter	süß	scharf	salzig
Umwelteinfluss	Wind	Hitze	Feuchtigkeit	Trockenheit	Kälte
Emotion	Zorn	Freude, Lust	Grübeln, Melancholie	Trauer	Angst, Schreck
Vollorgan	Leber (Le)	Herz (H)	Milz (Mi)	Lunge (Lu)	Niere (Ni)
Hohlorgan	Gallenblase (Gb)	Dünndarm (Dü)	Magen (Ma)	Dickdarm (Di)	Blase (Bl)
Organ, Seele	Hun – Wanderseele, Instinkt	Shen – Oberseele	Yi – Philosophenseele, Idee	Po – Körperseele, Vegetativum	Zhi – Willenskraft, Beharrlichkeit
Öffner	Auge	Zunge	Wange, Lippe	Nase	Ohr
Schicht, Gewebe	Sehnen, Nägel	Gefäße, Nerven	Muskeln	Haut, Körperhaar	Knochen, Zähne, Kopfhaar

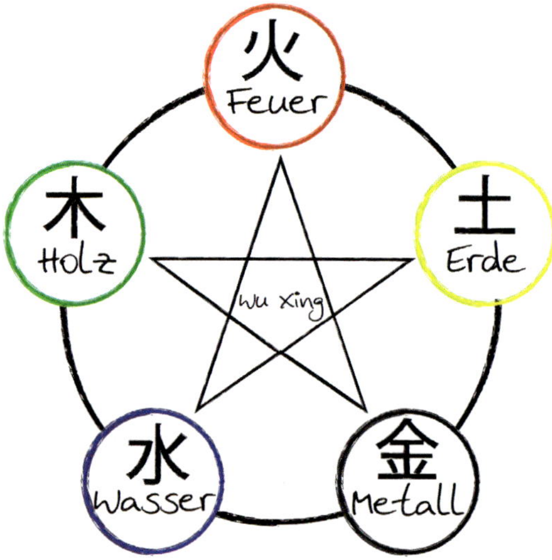

Ursprünglich handelt es sich bei diesen Elementen um fünf Substanzen, von denen eine von der anderen in einer bestimmten Reihenfolge „geboren" und „genährt" wird – ein symbolischer Ausdruck dafür, dass eine Substanz aus der anderen entsteht, sich also „verwandelt". Das ist übrigens der eigentliche Sinn des chinesischen Ausdrucks „wu xing" 五行, der nämlich nichts mit Elementen in unserem Sinn zu tun hat. Die Übersetzung „Wandlungsphasen" ist weit treffender als die bei uns eingebürgerte Übersetzung „Elemente". Wasser nährt Holz (Holz steht hier stellvertretend für alle Pflanzen), indem es Holz zum Wachsen bringt. Holz nährt Feuer, das ohne Holz nicht brennen kann. Feuer wiederum „gebiert" Erde (in Form von Asche oder Lava), Erde „gebiert" Metall, das im Erdboden vorhanden ist. Metall bzw. mineralreiches Erdreich wiederum gebiert Wasser.
Naturgemäß frisst dabei ein Element das andere auf; das heißt, ein Element „verwandelt" sich in ein anderes.
Mehr noch: In einem weiteren Zyklus achten die **Fünf Elemente** darauf, dass keines zu übermütig wird, sie **„kontrollieren" einander** auf gesunde Weise. Auch ein gewisser Widerstand gegen Kontrolle ist eine gesunde Reaktion. Allerdings kann jede Beziehung auch ins Krankhafte ausarten: Man spricht dann von gegen-

seitigen Attacken, Überkontrolle und bei zu heftigem Widerstand von Rebellion. Wasser kontrolliert Feuer, denken Sie an die Feuerwehr: Wenn sich ein Waldbrand nicht eindämmen lässt, dann entspricht das der Rebellion von Feuer gegen Wasser.

Feuer kontrolliert Metall, d. h. macht es formbar – aber zu starkes Feuer „überkontrolliert" Metall, und es verglüht. Auch lässt sich nicht jedes Metall gleich leicht schmelzen; Blei wird schon über einer Kerzenflamme flüssig, aber Edelstahl „rebelliert" heftig gegen die Kontrolle.

Metall kontrolliert Holz, denn mit Metallwerkzeugen wird gerodet; allerdings lässt sich nicht jedes Holz gleich leicht bearbeiten, weiches Fichtenholz setzt der Bearbeitung kaum Widerstand entgegen, das harte, dichte Eisenholz (Ironwood) hingegen rebelliert sehr wohl gegen jedes Metall. Holz kontrolliert Erde, das heißt schützt vor Erosion; Überwucherung entspricht der Überkontrolle. Wo hingegen keine Pflanzen gedeihen, rebelliert die Erde gegen Holz. Erde kontrolliert Wasser, d. h. hält es dort, wo es hingehört; Überkontrolle durch Erde führt zur Verlandung von Gewässern und Rebellion des Wassers erleben wir bei Hochwasser.

Gesunde und krankhafte Beziehungen der Fünf Elemente

Die „Entsprechungen", die die TCM jedem Element zuordnet, umfassen nicht nur äußere Faktoren, Emotionen und Organe, sondern auch – besonders wichtig in

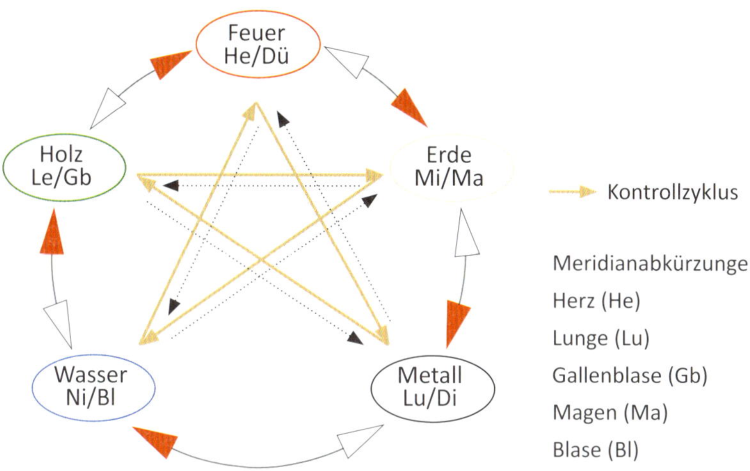

Meridianabkürzungen:

Herz (He)	Milz (Mi)
Lunge (Lu)	Niere (Ni)
Gallenblase (Gb)	Dünndarm (Dü)
Magen (Ma)	Dickdarm (Di)
Blase (Bl)	Leber (Le)

der Diätetik – die „Fünf Geschmäcker". Alles, was zu einem Element gehört, wird als „Funktionskreis" bezeichnet (siehe S. 33). Die wechselseitigen Beziehungen der Fünf Elemente werden auf die Entsprechungen übertragen. Das macht sich die TCM zunutze, indem sie die Fünf-Elemente-Theorie benützt, um Balanceverhältnisse – Harmonie oder Disharmonie – beispielsweise zwischen den inneren Organen zu beschreiben.

Cinis sum. Cinis terra est. Terra dea est. Ergo ego mortua non sum.
(Corpus Inscriptionum Latinarum VI, 4, 29609)

Dieser Spruch, gefunden im archäologischen Museum in Aquileia, bedeutet etwa so viel wie: „Ich bin Asche. Asche ist Erde. Die Erde ist eine Göttin. Also bin ich unsterblich." Die Idee des Kreislaufs und der Bezug der Elemente zueinander sind also im Westen ebenfalls zu finden!

Die fünf Geschmäcker und ihre Wirkung

Innerhalb der Funktionskreise der Fünf Elemente ist jedem Element auch einer der „fünf Geschmäcker" zugeordnet (siehe auch S. 24–25 und S. 33):

- **sauer** gehört zum Holz und zur Leber
- **bitter** gehört zum Feuer und zum Herzen
- **süß** gehört zur Erde und zur Milz (in der TCM das Verdauungssystem und die Blut-Muskel-Energieproduktion)
- **scharf** gehört zu Metall und zur Lunge
- **salzig** gehört zu Wasser und zur Niere.

Jeder dieser Geschmäcker ist lebenswichtig für das zugeordnete Organ, allerdings in Maßen. Wie immer in der chinesischen Philosophie ist ein harmonischer Zustand das Ziel, Disharmonien sollten ausgeglichen werden. **Ein „Zuviel"**, egal wovon, **ist zu vermeiden**.

Nehmen wir den süßen Geschmack: Jeder kennt das Schwächegefühl bei leerem Magen, das mit ein wenig Traubenzucker sofort behoben ist. Dabei reicht eine kleine Menge. Große Mengen über längere Zeit sind schädlich – Altersdiabetes ist ein allseits bekanntes Beispiel für Schädigung durch Übermaß. Bekanntlich tritt sie besonders oft bei Menschen auf, die ihr Leben lang viel Süßes gegessen haben.

TIPP

Mithilfe der fünf Geschmäcker können Sie die passenden Nahrungs- und Hausmittel für jedes Organ im Körper finden. Hier einige Tipps:

- *Der saure Geschmack leitet zur Leber. Um eine Rezeptur zur Leber zu schicken, fügen Sie beispielsweise ein wenig sauren Essig bei.*
- *Um hingegen die Lunge zu erreichen, geben Sie Chili, Pfeffer oder Zimtzweige* (Cinnamomi Ramulus) zu, also etwas Scharfes, von dem es heißt, es erreiche nicht nur die Lunge, sondern auch die Oberfläche, die Haut, die Poren.*

- *Der süße Geschmack – z. B. von Süßholz* – leitet zum Verdauungssystem, in der TCM Milz und Magen.*
- *Der salzige Geschmack leitet zur Niere. Um die Niere zu erreichen, fügen Sie Meersalz zu.*
- *Der bittere Geschmack leitet eher nach innen und unten. Die meisten Gewürze enthalten Bitterstoffe. Fügen Sie Ihren Speisen zum Beispiel Petersilie, Beifuß* oder Wermut* hinzu.*

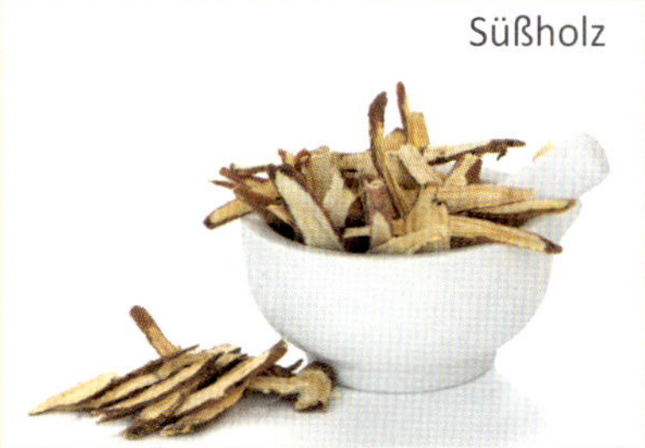
Süßholz

Neben dieser wichtigen „Boten-Funktion" kann jeder Geschmack etwas ganz Bestimmtes, und das können Sie sofort in Ihrem Alltagsleben ausprobieren:

- **Sauer** hält Körpersäfte, Flüssigkeiten fest und schützt vor Verlust. In Sibirien gilt in manchen Gegenden die Jagd als heilige Handlung, weshalb während der Jagdtage weder gegessen noch getrunken werden darf. Die pfiffigen Jäger behelfen sich mit Kauen der **Schisandra-Beere***, chinesisch wu wei zi (Fünf-Geschmäcker-Frucht, die Frucht der Fünf Elemente), wobei der saure Geschmack eindeutig stark dominiert. Schisandra-Beeren sind eine Art extrem saurer Johannisbeeren. Ich habe einmal für Studentinnen das „Schönheitsgeheimnis der Konkubinen", das viel Schisandra enthält, zubereiten lassen. Nach kurzer Verkostung haben sie festgestellt, dass die Arznei so sauer und ungenießbar schmeckt, dass sie lieber hässlich bleiben wollten.

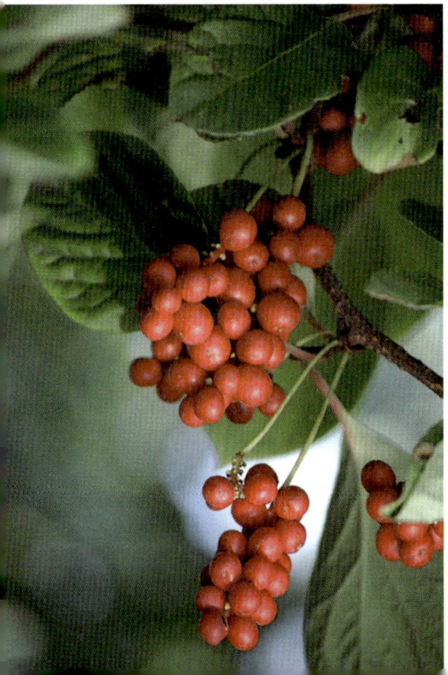

TIPP

Ein Tee aus Schisandra-Beeren hilft erwiesenermaßen auch gegen Schnarchen! Die Beeren sind in getrockneter Form im Fachhandel erhältlich.*

Die sauren Früchte, welche für die sibirischen Jäger und die chinesischen Konkubinen gut sind, müssen nicht unter allen Umständen für uns gesund sein! So sieht die TCM den bei uns üblichen Konsum von Vitamin C und Orangen als kontraproduktiv am Beginn einer Erkältung an! Dabei sehen wir die Reaktion des Immunsystems auf Viren bzw. TCM-konform ausgedrückt, den Kampf zwischen Krankmachern von außen und unserem Abwehr-System. Wenn wir nun zu viel Saures konsumieren, dann halten wir nicht nur unsere Körpersäfte fest, sondern auch die wahrlich überflüssigen Krankmacher.

- **Scharf** ist in diesem Fall der richtige Geschmack, solange der Infekt noch frisch ist. Die Schärfe öffnet die Poren und entfernt die Krankmacher von der Oberfläche, statt sie, wie beim sauren Geschmack, festzuhalten. Die scharfen, warmen Arzneien **Ephedra*** (Meerträubel, eine Heilpflanze) und **Zimtzweige*** (Cinnamomi Ramulus) werden gern am Beginn einer Erkältung verwendet, um Schwitzen zu fördern und damit die „Krankmacher" Wind und Kälte zu entfernen.

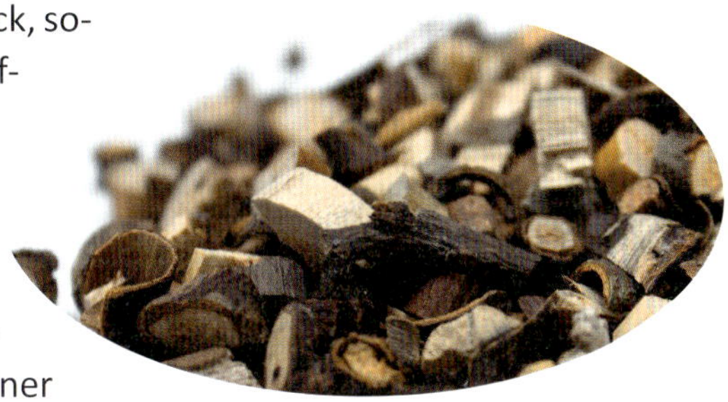

Zimtzweige

- Will man stärken, trösten und Schmerzen lindern, dann bietet sich der **süße** Geschmack an. Die **Süßholzwurzel***, chinesisch gan cao – süßes Kraut, ist die meistverschriebene Arznei der gesamten TCM, weil sie in unzähligen Formeln als eine Art Mediator enthalten ist: Sie bewirkt nicht nur, dass sich die anderen Arzneien besser vertragen, sondern schafft zusätzlich einen Langzeiteffekt („Retard-Effekt") der jeweiligen Rezeptur.
- Will man entwässern, dann helfen am besten Arzneien, die nach nichts schmecken. Dieser Geschmack wird als **„bland" oder neutral** bezeichnet und gilt als Unterkategorie des süßen. Wir finden ihn oft bei Pilzen und eher fad schmeckenden Gemüsen und Früchten. Wenn Sie beispielsweise am Vortag ein ganzes Glas saure Heringe mit Genuss verzehrt, jetzt aber das Gefühl haben, so richtig aufgequollen zu sein, dann legen Sie einen Kartoffeltag ein. Trinken Sie **Maishaar*-Tee** – es gibt ihn entweder als Tee zum Aufgießen im Fachhandel, oder Sie verwenden die Haare von frischen Maiskolben. Essen Sie **Bananen** oder blanchierte **Champignons**. Diese einfachen Tricks helfen auch, wenn

Damen vor der Regelblutung ein bis zwei Kilo zunehmen, und sogar in der Schwangerschaft!

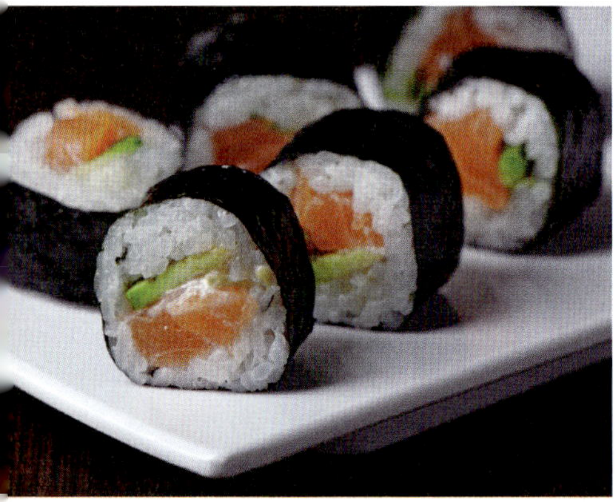

- Was macht der Hausmeister, wenn hartes Glatteis den Gehsteig überzieht? Er streut Salz. Und so wie Salz hier die harte Kruste erweicht, so wirkt der **salzige** Geschmack im Körper: Er löst Verhärtungen und Anhäufungen auf, allerdings braucht es dazu einen Hauch von Meer. **Meersalz**, Algen* und Tang* sind hier sinnvoll. Bei Unterfunktion der Schilddrüse, Zysten etc. sind häufige Besuche beim Japaner angesagt, wo Sie Maki bestellen sollten!
- Der **bittere** Geschmack treibt laut TCM abwärts und trocknet. Beobachten Sie doch bitte einmal ganz bewusst, was nach dem **Frühstückskaffee** passiert: Die meisten Leute müssen schleunigst ihren kleinen und großen Geschäften nachkommen. Und denken Sie an den Geschmack des abführenden Bittersalzes! Hier haben wir die Kombination mit dem salzigen Geschmack, welcher dicke, verhärtete Stuhlknoten aufweicht und damit der bitteren abführenden Komponente zum Durchbruch verhilft.

Übrigens: Zum Verzehr von Algenprodukten gibt es mittlerweile Warnungen, weil sie Schwermetalle und andere ungesunde Stoffe enthalten können. Ein weiteres Zeichen dafür, dass man niemals zu einseitig essen sollte, denn wir wissen heute nicht, was morgen als gefährlich gilt: Erinnern wir uns nur an die Warnungen vor Schweinefleisch wegen „Sutoxin" (Schweinegift), Kalbfleisch wegen seines hohen Hormongehalts, Rindfleisch wegen BSE-Gefahr oder Geflügel wegen der Vogelgrippe ... Allzu viel kann ungesund sein, daher kann man nicht oft genug wiederholen: beim Essen mischen, mischen, mischen!

TIPP

Essen Sie möglichst abwechslungsreich – das sorgt für Ausgeglichenheit im Körper und hilft zu vermeiden, dass Sie von etwas „zu viel" bekommen.

▲ **Typische Lebensmittel und Arzneien zu den einzelnen Geschmäckern** (siehe auch S. 24–25):

- **Sauer** (Leber):
  Schisandra-Beere*, Essig, Zitrusfrüchte wie z. B. Orangen
- **Scharf** (Lunge):
  Chili, Pfeffer oder Zimtzweige*
- **Süß** (Verdauung, Milz und Magen):
  Süßholz*
- **Bland** (Unterkategorie zu süß):
  wasserreiche Gemüse- und Obstsorten, Pilze, Kartoffeln, Maishaar-Tee*
- **Salzig** (Niere):
  Meersalz, Algen* und Tang*
- **Bitter** (treibt abwärts):
  Bittersalz*, Bittergurke*, Petersilie

Jede Jahreszeit hat ihren Geschmack

Wie wir aus der Tabelle „Funktionskreise und Entsprechungen der Fünf Elemente" (Seite 33) wissen, sind jedem Element sowohl eine Jahreszeit als auch ein bestimmter Geschmack zugeordnet. Was heißt das? Schlicht und einfach, dass zu jeder Jahreszeit ein bestimmter Geschmack dominiert:

- Im **Frühjahr** dominiert mit dem Holz-Element **Saures**.
- Im **Sommer** dominiert mit dem Feuer-Element **Bitteres**.
- Im **Herbst** dominiert mit dem Metall-Element **Scharfes**.
- Im **Winter** dominiert mit dem Wasser-Element **Salziges**.
- Das **ganze Jahr** über ist das Erdelement präsent und damit der **süße Geschmack**.

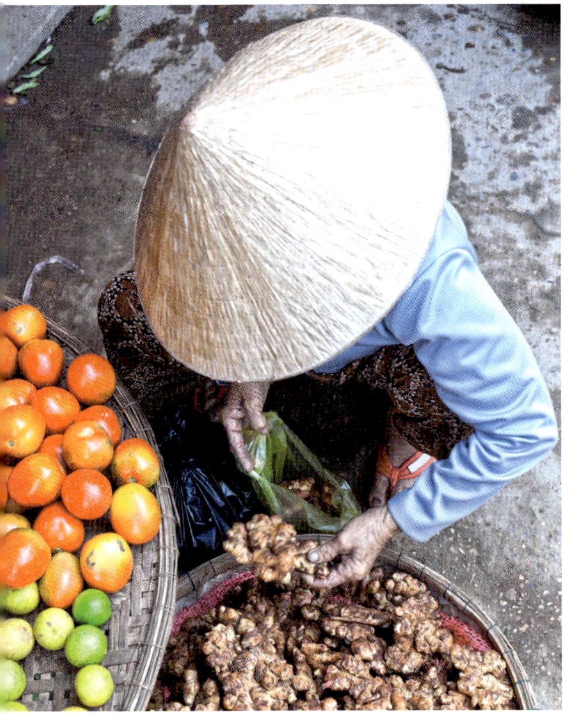

Nun darf man aber nicht glauben, dass man den dominierenden Geschmack auch noch besonders fördern soll. Im Gegenteil! Man sollte darauf achten, dass er nicht überhandnimmt. Das geht ganz leicht, wenn man sich die Beziehungen der Fünf Elemente zu Gemüte führt, speziell bezogen auf Jahreszeiten und Geschmäcker.

Die Grafik auf Seite 35 zeigt verschiedene wechselseitige Beziehungen der Fünf Elemente, wobei der Kontroll-Zyklus hier eine ganz besonders wichtige Rolle spielt: In jeder Jahreszeit soll nicht das dominierende Element gestärkt werden, sondern das von ihm kontrollierte.

Jeder Jahreszeit sind bestimmte Geschmäcker und somit Nahrungsmittel zugeordnet:

Frühling

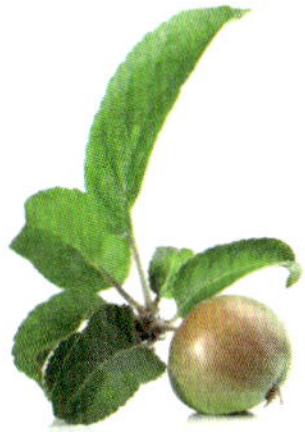

z. B. unreifes Obst

Frühsommer

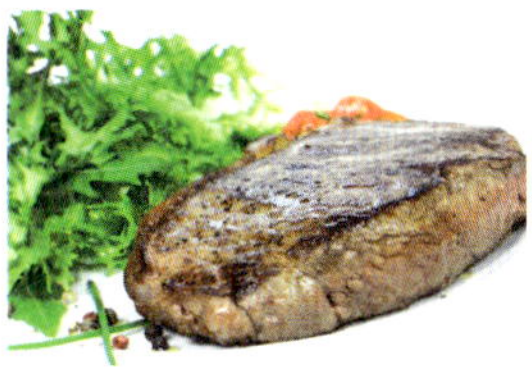

z. B. scharf angebratenes Fleisch

Spätsommer

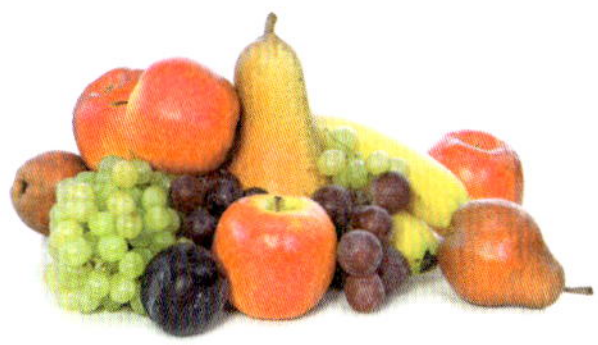

z. B. reifes Obst

Herbst

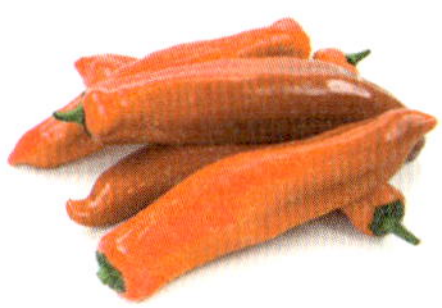

z. B. Chilischoten

Winter

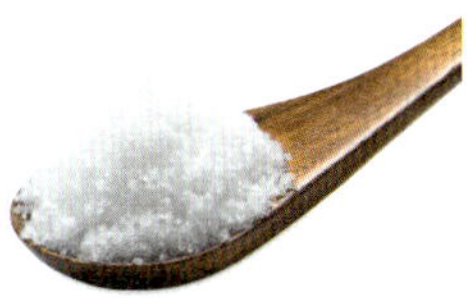

z. B. Salz

- Im **Frühjahr** herrscht der saure Geschmack vor, alles ist noch unreif und daher sauer. Es besteht die Gefahr, dass durch zu viel Saures die Leber übermütig wird. Das äußert sich in Störungen des Verdauungssystems, repräsentiert durch die „chinesische Milz". Dem beugt man vor, indem man die Milz mittels vermehrter Zufuhr von Süßem stärkt, um sie gegen die dominierende Leber zu wappnen.
- Im **Frühsommer** ist der bittere Geschmack dominierend. Denken wir an die Grillorgien mit dem scharf angebratenen Fleisch! Der damit möglichen Unterdrückung des Elements Metall und dadurch bedingten Schwächung der Lunge sollte man durch verstärkte Aufnahme von Scharfem zuvorkommen. Das macht man exzessiv in Sichuan, wo man im heißesten Sommer den schärfsten Feuertopf konsumiert. Auf der anderen Seite werden für die heiße Jahreszeit kühlende Nahrungsmittel wie Gurken, Tomaten, Melonen, Birnen empfohlen.
- Im **Herbst** werden die Chilischoten reif und der scharfe Geschmack dominiert. Zu viel Scharfes hat zur Folge, dass Körperflüssigkeit verloren geht, z. B. durch Schweißausbrüche. Dies verhindert man, indem man vermehrt Saures isst, was ja bekanntlich vor Flüssigkeitsverlust schützt. Da der Herbst in China sehr trocken ist, werden fettere Speisen empfohlen wie Schweinefleisch, Karpfen, Avocados, Sesamsamen und Olivenöl.
- Im **Winter** dominiert der salzige Geschmack. Das Konservieren von Nahrungsmitteln mit Salz für den Winter hat ja Tradition. Zu viel Salziges im Winter kann sich allerdings negativ auf das Herz auswirken! Zur Vorbeugung wird die Beigabe von etwas bitterem Geschmack empfohlen, z. B. in Form von Petersilie. Der Logik folgend sind bei kaltem Wetter selbstverständlich „warme" oder „heiße" Speisen angesagt wie Hühner-, Lamm- und Rindfleisch, Zwiebel, Knoblauch, Zimt und Ingwer.
- Wenn das **ganzjährig** präsente Erd-Element mit dem süßen Geschmack übermächtig wird, dann wirkt sich das negativ auf die Niere aus. Man sollte daher das ganze Jahr immer ein wenig Salz zu sich nehmen, um die Niere bei Kräften zu erhalten, wobei die Betonung auf wenig liegt!

Heute spielen die Jahreszeiten keine so große Rolle mehr – Außentemperaturen werden durch Klimaanlagen und Heizungen ausgeglichen, Lebensmittel sind „globalisiert“ das ganze Jahr hindurch erhältlich. Wer isst schon im Frühling unreife Früchte und im Winter nur Pökelfleisch? Trotzdem ist es sinnvoll, sich gelegentlich an die althergebrachten Regeln zu erinnern – nicht zuletzt, weil es zu einem Ungleichgewicht führen kann, wenn eine Geschmacksrichtung über längere Zeit übermäßig oder gar nicht konsumiert wird. Umgekehrt sorgt eine **ausgewogene Mischung der Geschmacksrichtungen** für Ausgeglichenheit im Körper. Schon ein wenig Beachtung der jahreszeitlich bedingten Umstände kann das Wohlbefinden enorm steigern!

TIPP

Achten Sie bitte darauf, was Ihr bevorzugter und meistkonsumierter Geschmack ist und versuchen Sie, ihn nach den beschriebenen Regeln zu neutralisieren.

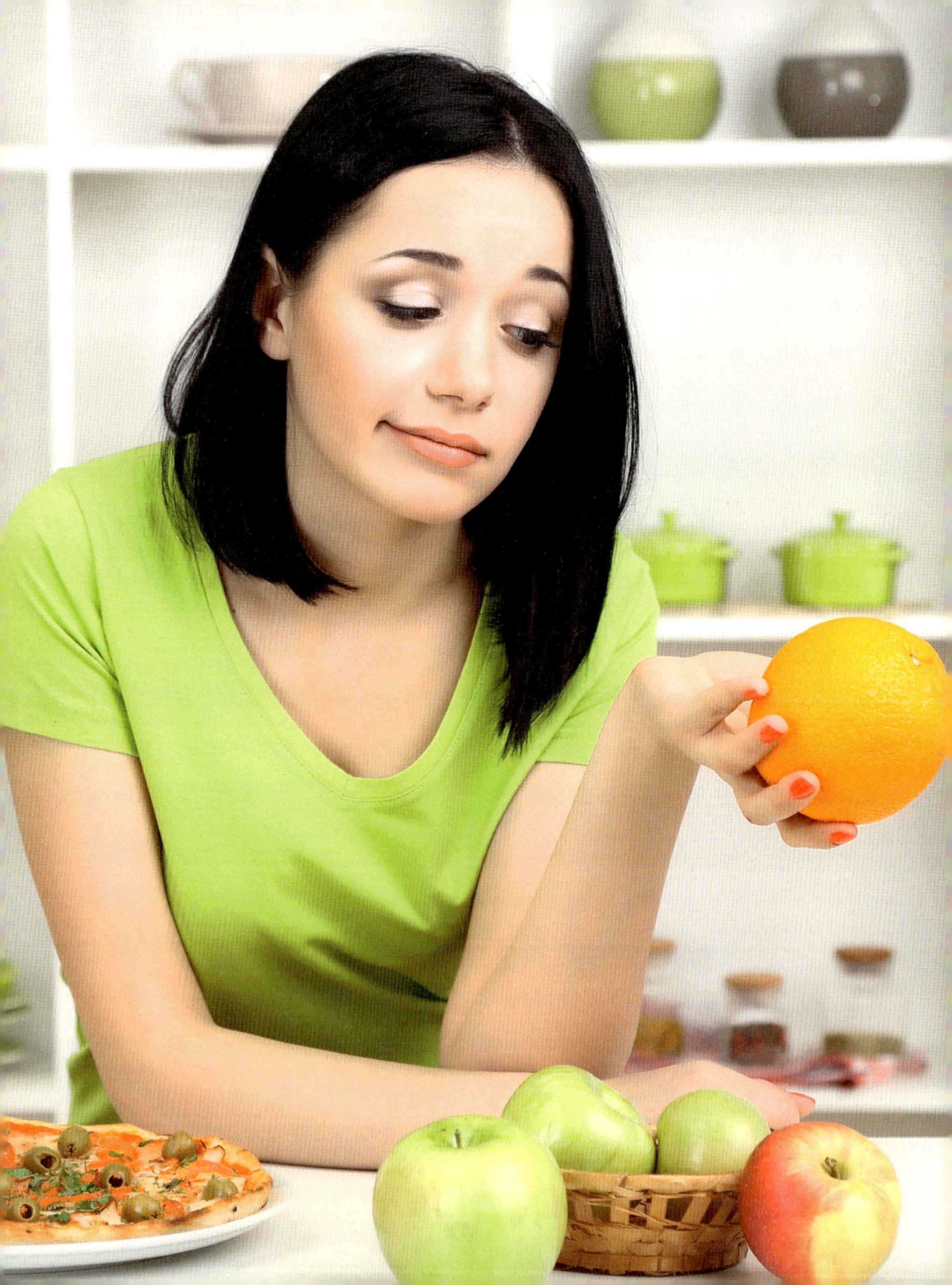

Der Mensch im Fokus der TCM

Wieso wird man eigentlich krank?

Krank machen uns laut TCM sechs äußere und sieben innere Krankmacher, im Fachjargon „pathogene Faktoren“ genannt.
Die **„sechs äußeren Krankmacher“** sind nichts anderes als Witterungseinflüsse. Je nach Jahreszeit dominiert eine andere Witterung: im Frühling der Wind, im Frühsommer die Hitze, im Spätsommer die Feuchtigkeit, im Herbst die Trockenheit und im Winter die Kälte. Wind gilt als Vehikel für die anderen Krankmacher, d. h. er transportiert sie von außen in den Körper.

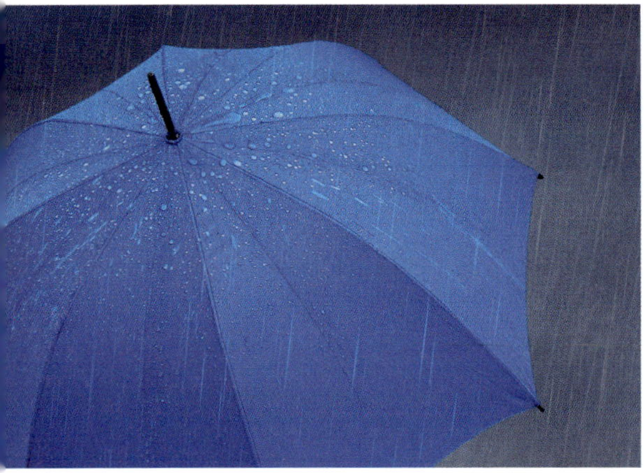

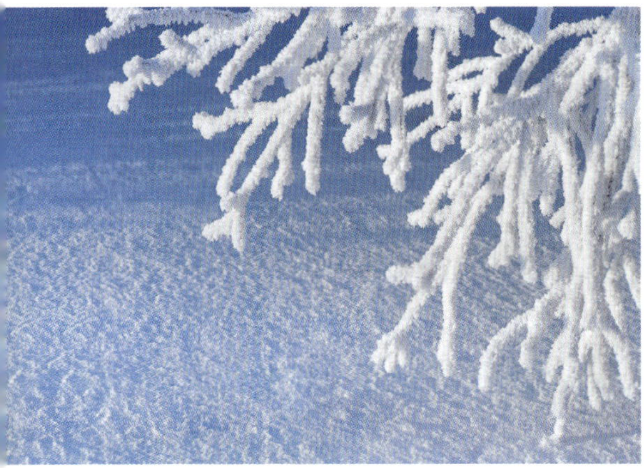

Feuer, der sechste Krankmacher, ist eine Ausnahme: Er kann sich jederzeit im Körper selbst entwickeln, durch das Zusammenwirken mehrerer anderer Faktoren. So kann eine Aufregung bei bereits im Körper vorhandener Feuchtigkeit oder „Schleim“ (weiter unten erklärt) einen Gichtanfall auslösen.
Dass wir nicht alle durch das Wetter krank werden, verdanken wir unserem Immunsystem, in TCM-Diktion dem aufrechten Qi – zheng qi, also dem Qi, das uns „aufrechterhält“, auch wenn uns Krankmacher angreifen. Abwehr ist ein aktiver Vorgang, der Qi benötigt. Sie findet auf drei Ebenen statt: **Abwehr-Qi** – wei qi wehrt an vorderster Front das Eindringen von Krankmachern ab. Wenn wir es nicht schaffen, die Krankmacher auf dieser oberflächlichen Ebene zu entfernen, dann wehrt sich das Organ selbst mit seinem Qi, und wenn das auch noch zu wenig ist, geht es über auf die tiefste Ebene, die Konstitution.

Bei den **„sieben inneren Krankmachern“** handelt es sich um **Emotionen**. Man darf aber nicht glauben, dass Emotionen prinzipiell krank machen. Im Gegenteil! Jede Emotion bewegt auf ihre Weise Qi. Zorn und Aggressionen beispielsweise lassen Qi aufsteigen, Angst hingegen lässt Qi sinken, Freude lässt Qi gemächlich fließen. Trauer und Nachdenklichkeit bremsen den Qi-Fluss.

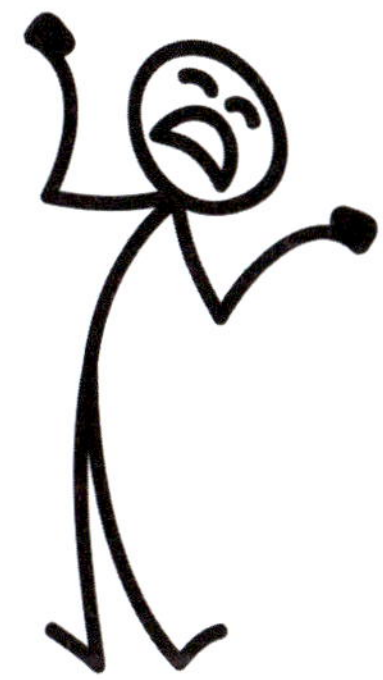

Krank machen Emotionen allerdings, wenn sie völlig überraschend auftreten, überwältigend sind oder dauerhaft einwirken wie der tägliche Frust. Im Gegensatz zu den äußeren Krankmachern können entgleiste Emotionen Organe direkt schädigen. Interessant ist, dass die TCM seit mehr als zwei Jahrtausenden Emotionen als Hauptursache innerer Erkrankungen ansieht, während man bei uns darauf erst vor circa 100 Jahren kam.

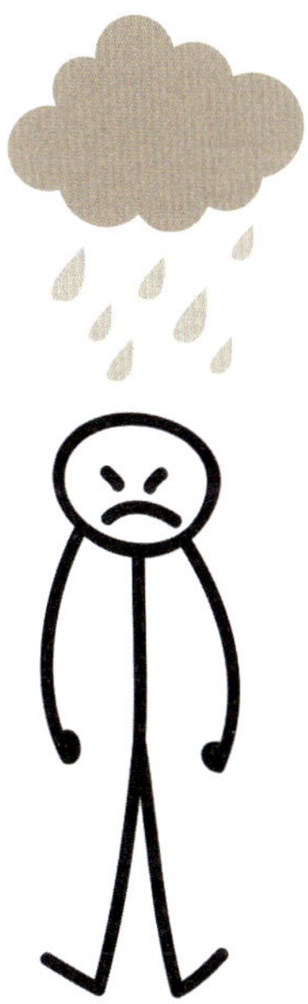

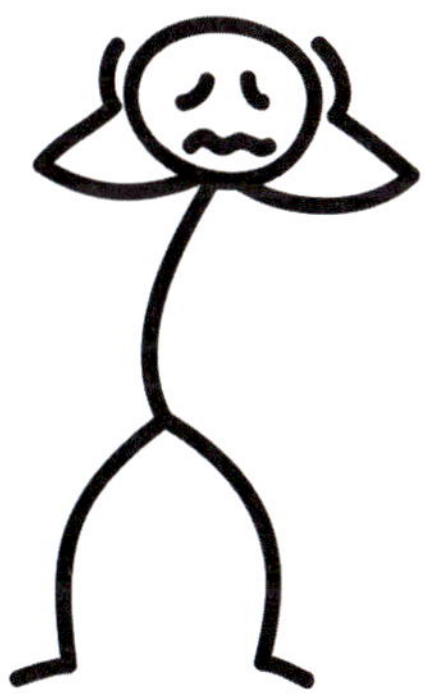

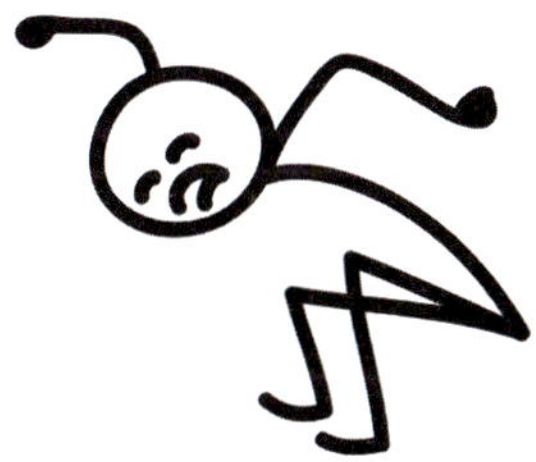

Von der Ursprungsfrage „Wieso wird man eigentlich krank?" kommen wir zu einer zweiten, wichtigen Frage: Was passiert in unserem Körper, wenn wir krank werden? Die äußeren Krankmacher, die ja als „Substanzen" angesehen werden, beeinträchtigen den Qi-Fluss und können so innere Organe schädigen. „Hitze" kann den Körper direkt befallen oder durch Transformation aus Kälte entstehen. Das passiert, wenn Sie zuerst frösteln und dann Fieber entwickeln. Fieber greift natürlich die Körpersäfte sowie Qi und Yin an. Das erkennen wir auch daran, dass wir durch Fieber fast automatisch abnehmen, aber auch daran, wie schwach wir uns nach einer längeren fieberhaften Erkrankung fühlen.
In der Folge ist auch die Frage wichtig, *was* einem fehlen kann. Es sind nicht die Krankmacher, so viel steht fest. Diese sind überflüssig und sollten aus dem Körper entfernt werden. Daher hält die TCM nichts von saurem Vitamin C, sobald sich ein Infekt in unserem Körper zeigt. Wir wollen ja die Krankmacher entfernen und sie nicht durch den sauren Geschmack festhalten. Hier sind, zumindest anfangs, scharfe Arzneien angesagt.
Fehlen können einem hingegen lebenswichtige Energien und Substanzen, wie Sie in den folgenden Kapiteln lesen können.

Die Konstitutionstypen

Lernen Sie Ihren Konstitutionstyp kennen

Wenn Sie Ihre starken und schwachen Seiten kennen, dann können Ihnen ein paar einfache Ernährungstipps helfen, angenehmer und gesünder zu leben. Die chinesische Medizin kennt eine ganze Reihe verschiedener Konstitutionstypen. Bezogen auf die Ernährung sollten bestimmte Konstitutionstypen bestimmte Nahrungsmittel vermeiden und andere vermehrt zu sich nehmen. Lernen Sie zunächst Ihren eigenen Konstitutionstyp kennen!

Gesunder Normal-Typ

Halten Sie sich für den gesunden Normal-Typ? Dann haben Sie keine aktuellen Gewichtsprobleme, Ihre Augen, Haare und Nägel glänzen, die Ausscheidungen (Stuhl, Harn) funktionieren problemlos. Ihr Gesicht hat eine gesunde Farbe, Ihre Augen funkeln nur so, Sie schwitzen nur, wenn Sie sich sehr anstrengen, Sie haben eine schöne Haut und fühlen sich rundherum wohl. Gratuliere! Denn dann dürfen Sie eigentlich alles essen und trinken, was Ihnen Freude macht. Und jetzt kommt das große ABER: mit Maß und Ziel. Also nicht zu viel, zu fett, zu heiß, zu kalt, zu spät, zu unregelmäßig.

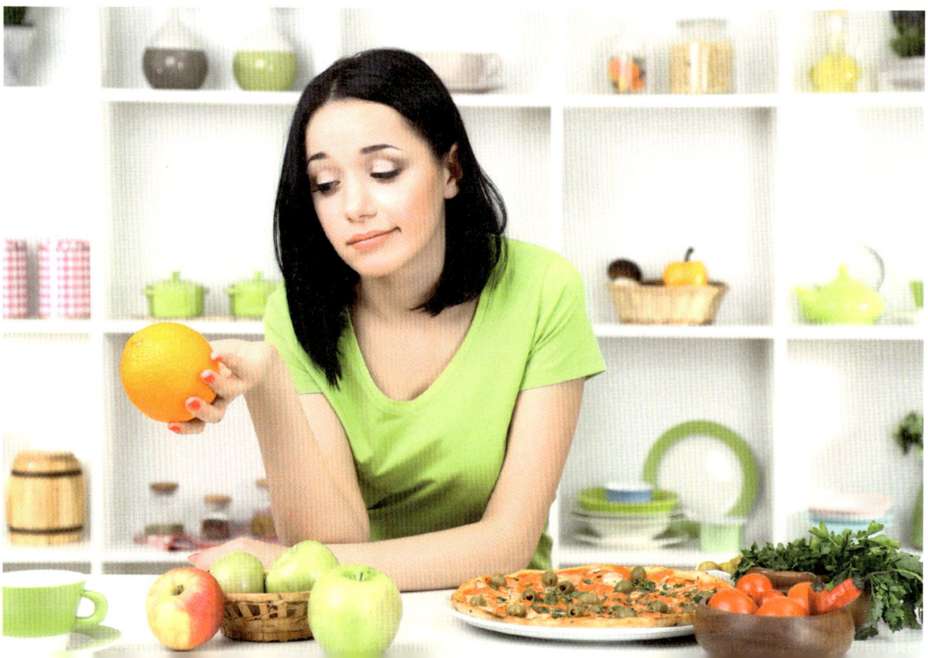

Mangel-Typen

Qi-Mangel-Typ: Sind Sie ständig müde, appetitlos und blass, es fehlt Ihnen an Antrieb, gar nichts macht Ihnen Spaß, Sie holen sich jede Erkältung aus der Umgebung, Sie schwitzen im Fitnesscenter früher als andere und Ihr Stuhl ist ungeformt und weich? Dann gehören Sie zum Qi-Mangel-Typ.

Yang-Mangel-Typ: Sind Sie schlapp wie der Qi-Mangel-Typ und noch dazu sehr kälteempfindlich oder haben Sie Schwierigkeiten, sich aufzurichten und gerade zu stehen? Dann fehlt Ihnen Yang – die wärmende, aktivierende Kraft.

Blut-Mangel-Typ: Zu diesem Typ gehören Sie, wenn zusätzlich zu den Zeichen des Qi-Mangels Ihre Haare und Nägel den schönen Glanz vermissen lassen und leicht brechen, wenn Sie sich selbst und Ihrer Umgebung durch Ihre ständige Leidensmiene und Ihr Selbstmitleid auf die Nerven fallen, eher zu Stuhlverstopfung neigen und einen trockenen Mund haben.

Yin-Mangel-Typ: Sie haben sich sehr angestrengt, z. B. viele Nachtdienste gemacht, Artikel geschrieben oder Fitnessaktivitäten übertrieben. Jetzt sind Sie überdreht und reizbar, können nicht abschalten und verlieren sich in hektischen Aktivitäten, die Sie allerdings meistens nicht zu Ende führen. Zum Beispiel beginnen Sie, rastlos alle Schubladen aufzuräumen, oder Sie hämmern beim Schreiben hektisch in die Tastatur und machen dabei mehr kaputt als gut. Sie haben an Ihrer Substanz geknabbert! Yang ist dem geschwächten Yin „ausgekommen" und irritiert Sie jetzt.

Stagnations-Typen

Qi-Stagnations-Typ: Ärger und Aggressionen können Sie familien- oder berufsbedingt nicht so ohne Weiteres herauslassen, man möchte sich's ja nicht mit aller Welt verscherzen! Also unterdrücken, unterdrücken, unterdrücken Sie. Das führt zur Stagnation (Stillstand) unserer Lebensenergie, des Qi. Dazu kommt der tägliche Frust, der unser Qi auch nicht gerade glatt und frei fließen lässt. Manchen Qi-Stagnations-Typen merkt man es nicht an, andere wiederum wirken „aufgeblasen" und explodieren leicht, wenn man sie reizt.

Blut-Stase-Typ: Die Gesichtsfarbe ist meist dunkel und ein bisschen bläulich, und meist leiden die Menschen unter starken Schmerzen, möglicherweise sogar vor dem Herzen. Ein typischer Fall für den Arzt.

Schleim-Feuchtigkeits-Typ: Menschen dieses Typs haben Linienprobleme und sagen oft: „Ich bin zu dick!" Als Dame nehmen Sie vor der Monatsblutung zwei bis drei Kilo zu, als Herr stören Sie einfach der zunehmende Bauchumfang und das Doppelkinn. Als Kind haben Sie schlecht gehört und mussten immer wieder zum HNO-Arzt, „zum Durchblasen". Ein beschwerlicher Zustand, denn Feuchtigkeit und Schleim machen das Leben im wahrsten Sinne schwer.

Feuchtigkeits-Hitze-Typ: Er ist in erster Linie an Hautunreinheiten zu erkennen. Wann immer Sie etwas Schönes und Aufregendes vorhaben, sprießen die Pickel. Sie können Stunden auf dem WC verbringen, denn mit dem Stuhlgang sind Sie niemals fertig. Sie sind zwar unternehmungslustig, fühlen sich aber zu müde, um wirklich etwas zu unternehmen. Nachts schwitzen Sie vielleicht im Halsausschnitt oder auf dem Kopf. Hitze treibt Schweiß und Hautunreinheiten aus dem Körper, Feuchtigkeit beschwert Sie. Darunter leiden Sie jahrelang, weil Hitze und Feuchtigkeit einander bis zu einem gewissen Grad neutralisieren und daher lange Zeit unbemerkt im Körper vorherrschen können.

Was tun bei welchem Konstitutionstyp?

Nun stelle ich einige einfache Regeln vor, wie Sie entsprechend Ihrem Konstitutionstyp Ihre Lebensqualität verbessern können.

Qi-Mangel-Typ

Der Qi-Mangel-Typ fühlt sich ständig müde, ist antriebslos und anfällig für Infekte. Günstig für ihn sind süße Nahrungsmittel, allerdings nicht zu viel und nicht zu süß. Vermeiden sollte er Nahrungsmittel mit kaltem Temperaturverhalten und feuchte Speisen.

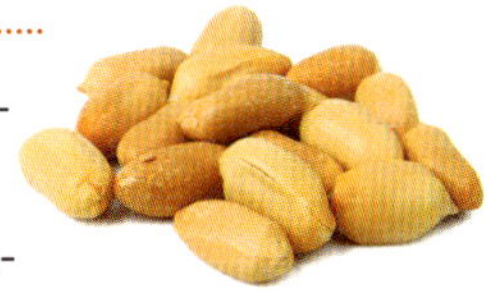

▲ **Gut:** Datteln, Maroni, klebriger Reis, Erdnüsse, Kartoffeln, Süßkartoffeln, Karpfen, Fleisch

▼ **Schlecht:** „kalte“ und feuchte Nahrungsmittel: wässrige Obstsorten wie Melone, Orange, Birne

Yang-Mangel-Typ

Er fühlt sich schlapp, friert oder hat Schwierigkeiten, aufrecht zu stehen.
Ihm empfiehlt die Traditionelle Chinesische Medizin Lebensmittel mit warmem Temperaturverhalten. Ungeeignet sind hingegen rohe, bittere und wässrige Speisen, aber auch „kalte“ Nahrungsmittel.

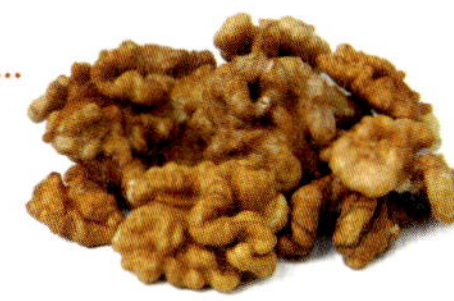

▲ **Gut:** Lamm-, Rind-, Hühnerfleisch, Shrimps, Schweinsniere, Zwiebel, Knoblauch, Schnittlauch, Lauch, Walnüsse

▼ **Schlecht:** Melonen, Orangen, Birnen, Chinakohl, Chicorée

Blut-Mangel-Typ

Er ist oft müde und jammert viel, hat glanzlose Haare und Nägel.
Wichtig für ihn sind Blut nährende Substanzen, das sind auch tierische Lebensmittel, Fleisch und Innereien. Ungeeignet sind dagegen kalte und feuchte Lebensmittel, besonders solche, die viel Wasser enthalten.

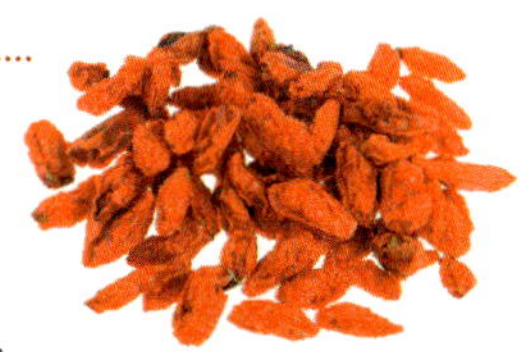

▲ **Gut:** Leber, Fleisch, Markknochen, Goji-Beeren (= Bocksdornfrüchte), Kirschen, Rotwein

▼ **Schlecht:** wässrige Obstsorten wie Melone, Orange, Birne, insbesondere aber wirklich kalte Nahrungsmittel wie z. B. Eis

Yin-Mangel-Typ

Er ist überdreht und hyperaktiv und kann viele Aktivitäten nicht zu Ende führen. Geeignet sind für ihn süße, kühlende und nährende Nahrungsmittel. Vermeiden sollte er hingegen Speisen mit warmem Temperaturverhalten, d. h. Wärmendes und Scharfes, aber auch Bitteres.

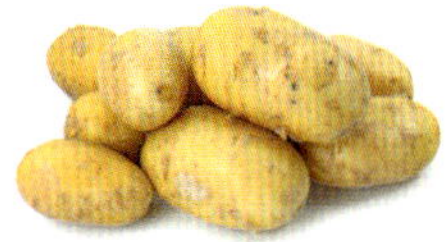

▲ **Gut:** Karpfen, fettige Nüsse, Birne, Kartoffeln, Süßkartoffeln, Pilze, Spargel, Honig, Zucker, Milch

▼ **Schlecht:** scharfe Gewürze wie Pfeffer, Zwiebel, Knoblauch, Lauch

Stagnations-Typen

Der Qi-Stagnations-Typ: Wirkt oft aufgebläht (Imponiergehabe) und ist leicht gereizt. Günstig sind Qi bewegende Substanzen, z.B. die sogenannten aromatischen Feuchtigkeits-Transformierer wie Basilikum.

Der Blut-Stase-Typ: Qi-Stagnation hat häufig Blut-Stase zur Folge: Betroffene haben oft ein etwas bläulich-rotes Gesicht. Hier sind besonders Kurkuma und Curry-Pulver angesagt.

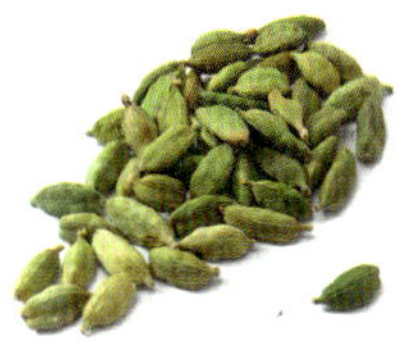

▲ **Gut für beide:** Zucchini, Melanzani, Weißdorn-Früchte*, Fisch, Krebse; als Gewürze: Kardamom; speziell gegen Blut-Stase Kurkuma, Curry, Safran

▼ **Schlecht für beide:** saure und herbe Lebensmittel, die „zusammenziehen“, und auch Bitteres

Schleim-Feuchtigkeits-Typ

Er ist dick und glatt, träge und müde. Schleimansammlungen machen sich z.B. in Hals-Nasen-Ohren-Problemen bemerkbar. Daher sind für ihn besonders fette Nahrungsmittel, aber auch heiße, d. h. scharfe Speisen ungeeignet.

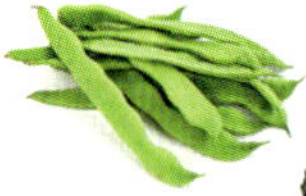

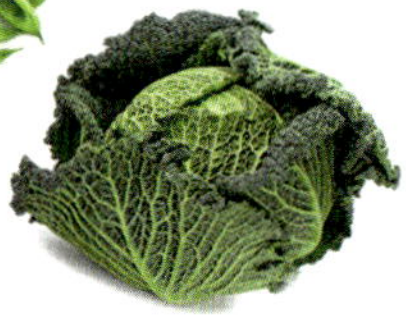

▲ **Gut:** rote oder grüne Bohnen, Hiobstränensamen*, grünes Gemüse

▼ **Schlecht:** fettes oder in Öl gebratenes Fleisch, Milchprodukte, Pudding, „heiße“ und scharfe Speisen wie Pfeffersteak

Feuchtigkeits-Hitze-Typ

Er bekommt leicht Pickel, schwitzt häufig auf dem Kopf und im Bereich des Brustausschnitts. Ihm wird vor allem viel Gemüse empfohlen, das auch Flüssigkeit liefert. Ungeeignet sind saure und scharfe Speisen, aber auch alles, was Yin stärkt, da Yin hier im Übermaß vorhanden ist.

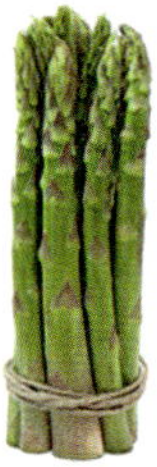

▲ **Gut:** rote oder grüne Bohnen, Gurken, Spargel, Fenchel, Rettich, Chicorée, Chinakohl, Sellerie, Petersilie, Hiobstränensamen*

▼ **Schlecht:** Eingelegtes wie Mixed Pickles, gebratene Nahrungsmittel (v. a. in heißem Öl)

TIPP

Versuchen Sie die für Sie geeigneten Lebensmittel verstärkt in Ihren Speiseplan einzubauen. Sie werden spüren, wie einfach sich damit die Lebensqualität verbessern lässt.

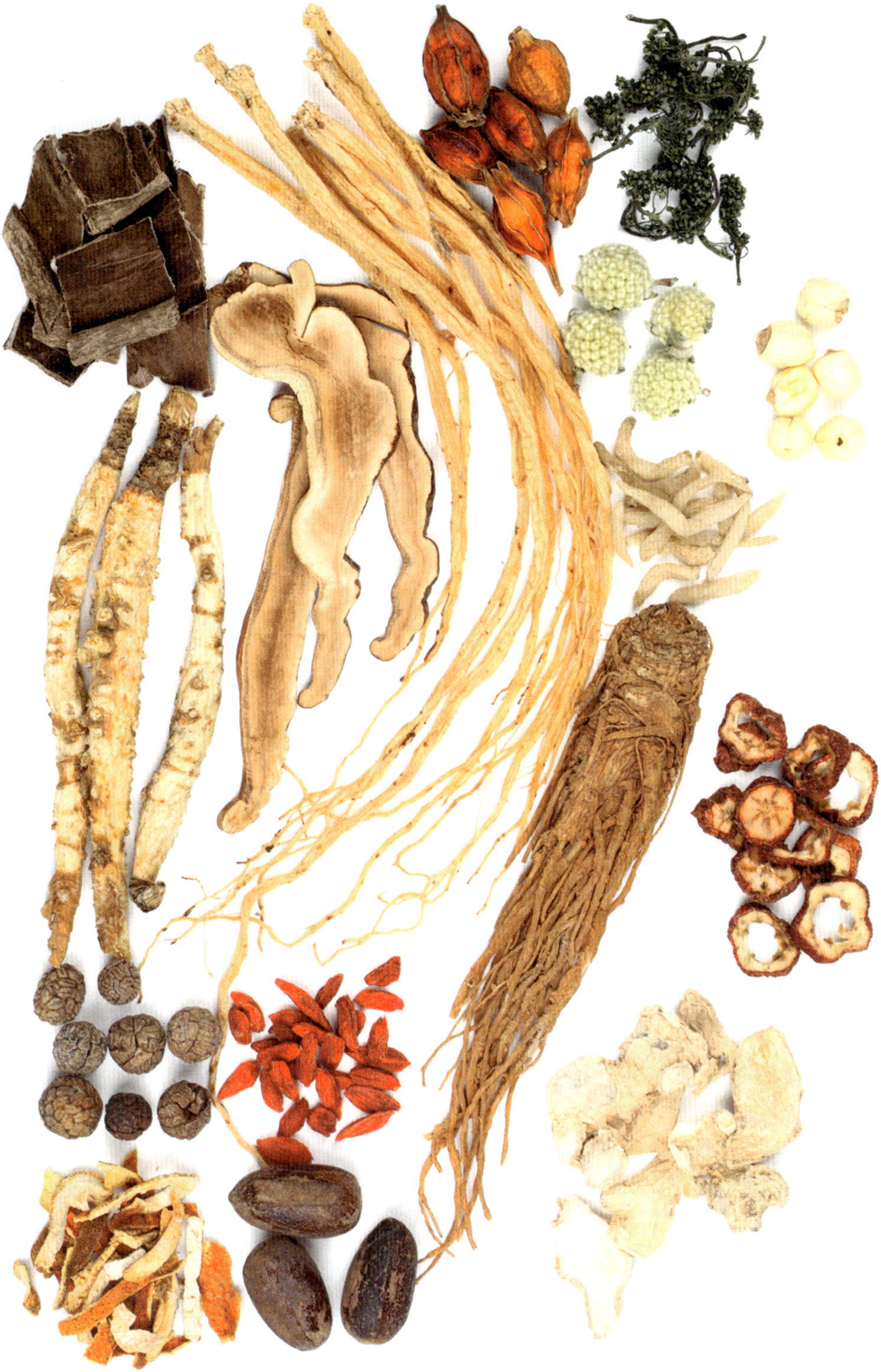

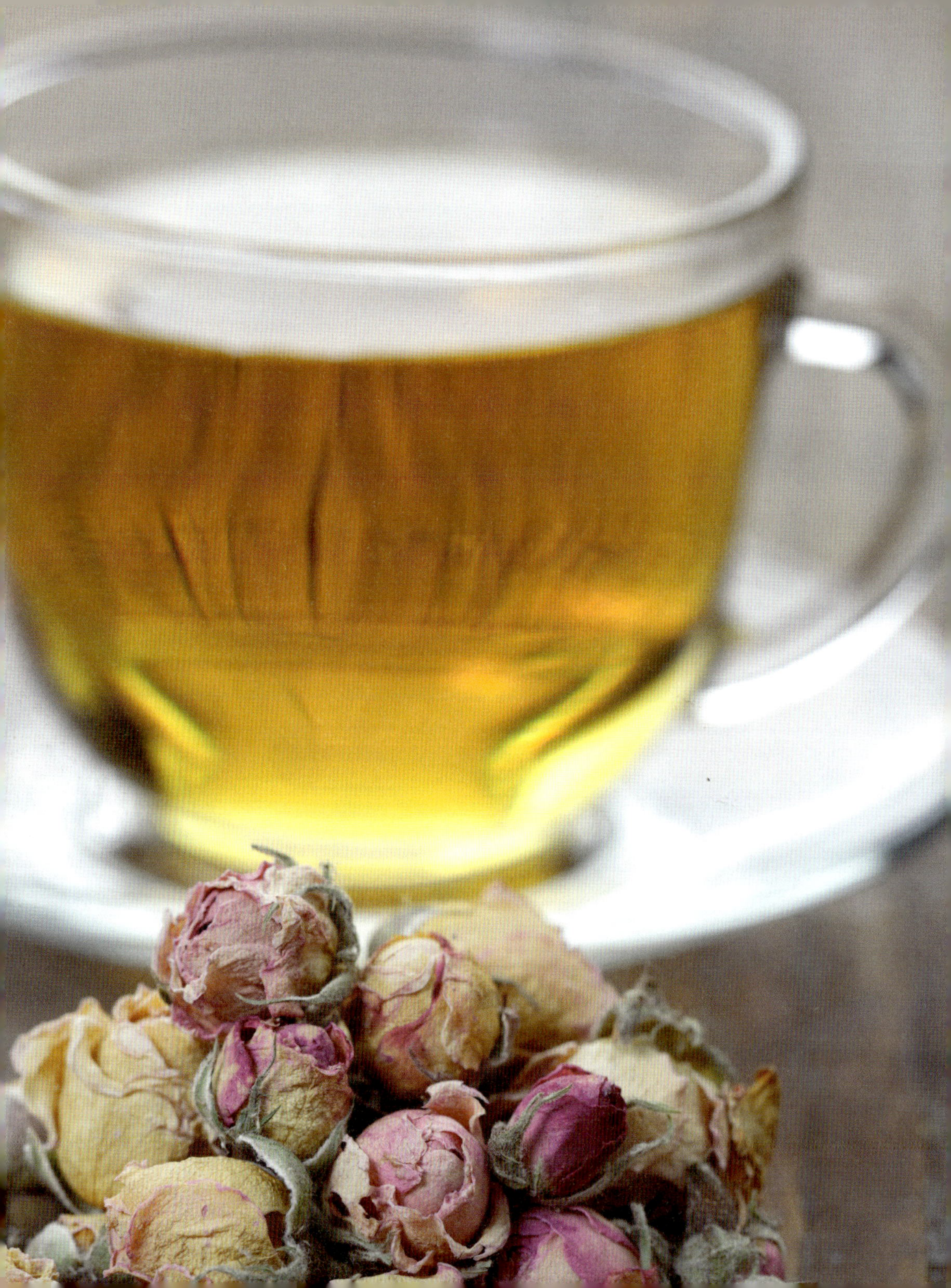

Chinesische Hausmittel:

Praktische Hilfe für den Alltag (mit Rezepten)

Wie man chinesische Diätspeisen und Medikamente zubereitet

Als Diätessen steht an erster Stelle die Suppe, auf Chinesisch tang 汤. Bei einfachen Diätsuppen isst man meistens die Zutaten mit; falls nicht, dann ist das extra angeführt. Auch viele Medikamente und Heilmittel werden als Suppe oder als sogenanntes Dekokt zubereitet.

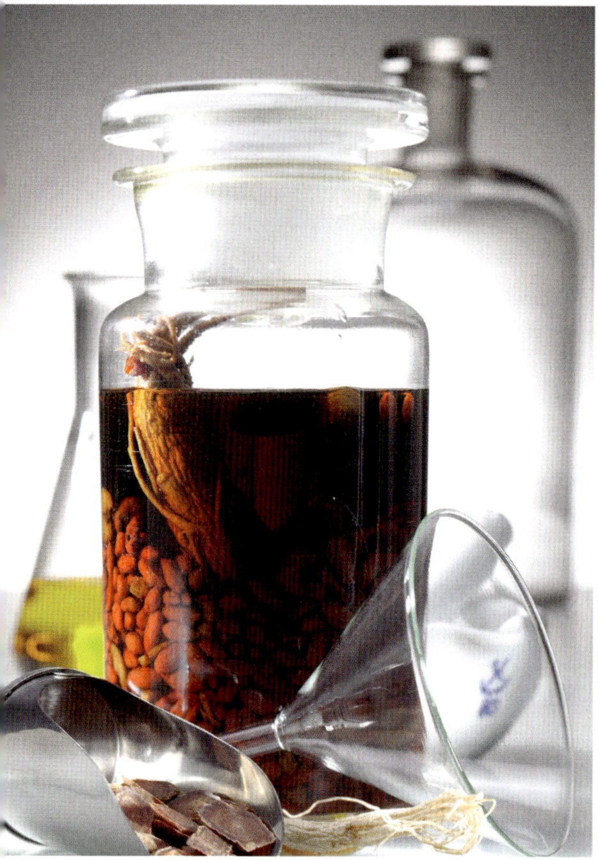

Dekokt oder Abkochung ist, in medizinischem Sinn, eine konzentrierte abgeseihte Suppe. Man stellt eine Mischung von Arzneien zuerst in kaltem Wasser zu, sodass die Kräuter mindestens fünf Zentimeter hoch bedeckt sind. Nach schnellem Ankochen lässt man die Suppe etwa 20 Minuten vor sich hinköcheln, sodass sich die Flüssigkeit reduziert. Um alle Wirkstoffe auszunützen, wird die Flüssigkeit oft abgeseiht, beiseite gestellt und die Arzneien werden noch einmal, diesmal mit heißem Wasser, übergossen und 20 Minuten gekocht. Nun mischt man beide Absude und trinkt sie aufgeteilt auf zwei bis drei Portionen. Das Kochgeschirr sollte entweder emailliert oder aus Keramik oder Jena-Glas sein. Gegen moderne Edelstahltöpfe ist nichts einzuwenden. Gusseisen oder Aluminium sollten jedoch nicht verwendet werden, weil sich daraus unerwünschte chemische Wirkstoffe lösen können.

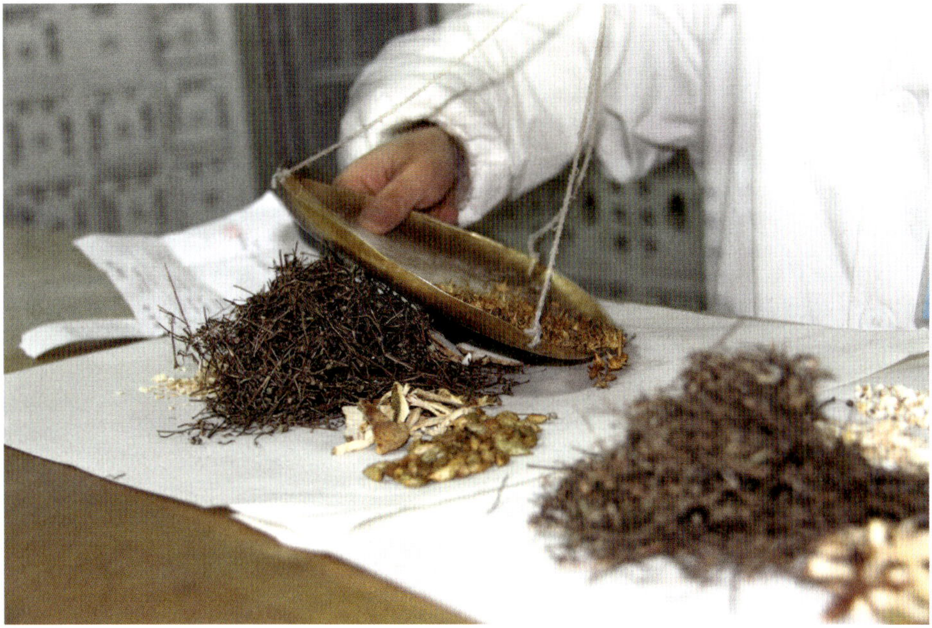
Ein Dekokt wird in der Apotheke zubereitet. Die Grundlage dafür ist oft ein Rezept des Arztes.

Die Basis für viele Dekokte wird in der Apotheke nach Rezept des Arztes zubereitet. Es ist faszinierend zu beobachten, wie Rezepte in chinesischen Apotheken hergestellt werden: Der Apotheker bereitet Schüsseln oder kleine Schaufeln für die Tagesdosen vor. Dann wägt er die Arzneien auf einer speziellen Waage ab und verteilt sie blitzschnell auf die vorbereiteten Gefäße. Anschließend füllt er jede Tagesdosis in ein eigenes Papiersäckchen.
Medizinische Dekokte wirken sehr schnell und effizient. Allerdings ist die Zubereitung etwas mühsam, weil manche Arzneien länger, andere hingegen nur ganz kurz gekocht werden sollen. Dicke Wurzeln, Knochen, Muschelschalen und Mineralien gehören lange gekocht; duftende Kräuter hingegen darf man erst gegen Ende der Kochzeit zugeben, weil sie ansonsten Aroma und Wirkung verlieren.

Granulate sind eine beliebte und moderne Form der Zubereitung. Es handelt sich dabei um fertige Dekokte, die spritzgetrocknet wurden. Produktion und Verwendung sind ähnlich wie bei Instantkaffee: sie werden einfach in heißem Wasser aufgelöst und mitsamt dem Bodensatz getrunken. Granulate sind wesentlich konzentrierter als beispielsweise Arzneipulver.

Arzneipulver sind pulverisierte trockene Arzneien und nicht zu verwechseln mit Granulaten! Zum Einnehmen werden die Arzneipulver entweder mit siedendem Wasser übergossen, oder sie bilden die Basis für einen Arzneitrank oder Tee.
Weil bei einem Pulver die Oberfläche größer ist als bei einer Arzneipflanze im Ganzen, verringert sich die Kochzeit. Tees sind zwar nicht so wirksam wie Dekokte, dafür schmecken sie in der Regel besser.

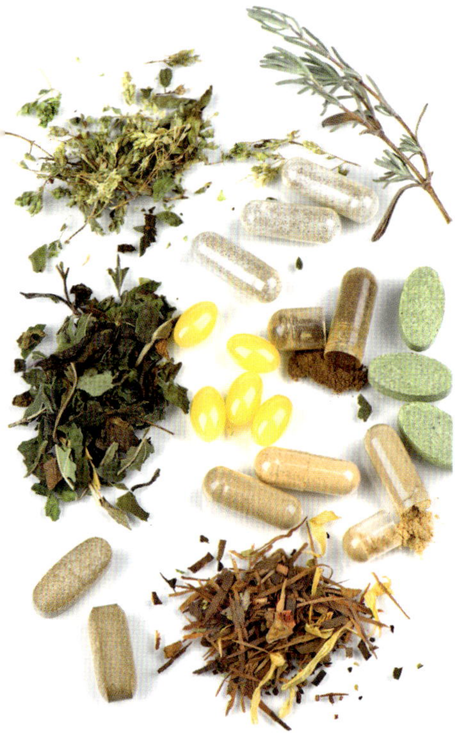

Tabletten und Pillen werden in China für gewöhnlich aus Arzneipulver mit einem Bindemittel, meist Honig, hergestellt. Unser Arzneimittelgesetz verbietet diese Zubereitung wegen der Gefahr des Schimmelbefalls. Man kann sich aber behelfen, indem man das Arzneipulver in Kapseln füllen lässt.

Elixiere sind **„besondere Pillen“**, auf Chinesisch dan 丹 genannt. Dan heißt eigentlich Zinnober. Diese Pillen sind ursprünglich rot, weil sie in Zinnober gewälzt werden – daher der Name. Zinnober ist eine giftige Quecksilberverbindung, daher bei uns verboten und wird von den TCM-Ärzten hierzulande durch ungiftige Substanzen mit ähnlicher Wirkung – zum Beispiel Muschelschalen – ersetzt.
Wenn Sie sich einmal mit Yoga, Tai Chi oder Qi Gong beschäftigt haben, ist Ihnen vielleicht der Begriff „Dantian“ – Zinnoberfeld – bereits untergekommen. Darunter versteht man eine energetisch hochaktive Zone unterhalb des Nabels.

Hydrophile Konzentrate sind moderne Kräuterextrakte aus einem Alkohol-Wasser-Gemisch mit Glycerin als Stabilisator. Sie schmecken süß und sind besonders bei Kindern beliebt.

Tinkturen enthalten Wirkstoffe, die meist in 80-prozentigem Alkohol gelöst sind. Sie alle kennen sicherlich die Jodtinktur zur Wunddesinfektion. In der Homöopathie werden häufig Tinkturen in verdünnter und verschüttelter Form angewendet.

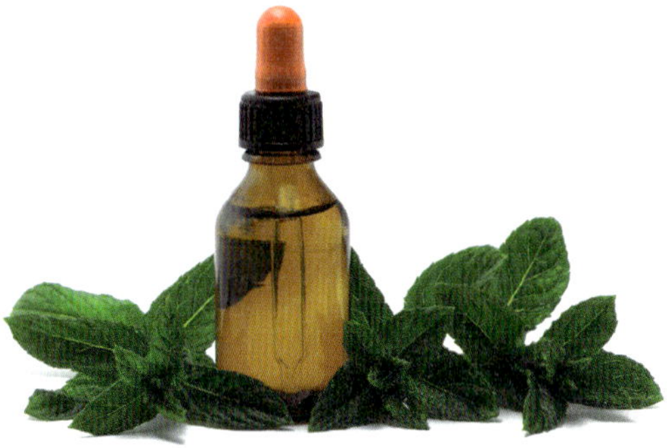

Medizinische Weine kennt auch die TCM. Dabei wird Alkohol, meist von Reiswein, als Lösungsmittel verwendet. Es handelt sich jedoch nicht um Weine im engeren Sinn: der Alkoholgehalt ist viel höher als bei unseren Weinen. Medizinische Weine werden innerlich und äußerlich angewendet. Wein gilt als stärkend und als Blut bewegend, also Kreislauf anregend. Äußerlich (zum Einreiben) werden medizinische Weine vor allem lokal bei Schmerzen angewendet, innerlich ebenfalls bei Schmerzzuständen und zusätzlich bei Zirkulationsstörungen sowie für sehr entkräftete Patienten.

Mit diesen chinesischen Diätspeisen und Medikamenten erhalten die Menschen im Reich der Mitte ihre Gesundheit. Doch auch wir können davon profitieren und neben Diätspeisen und Medikamenten noch viele weitere Erfahrungen aus China nutzen. Denn mit der Kraft chinesischer Hausmittel lassen sich **Wohlfühlaspekte verstärken** und **Beschwerden wirksam bekämpfen!**

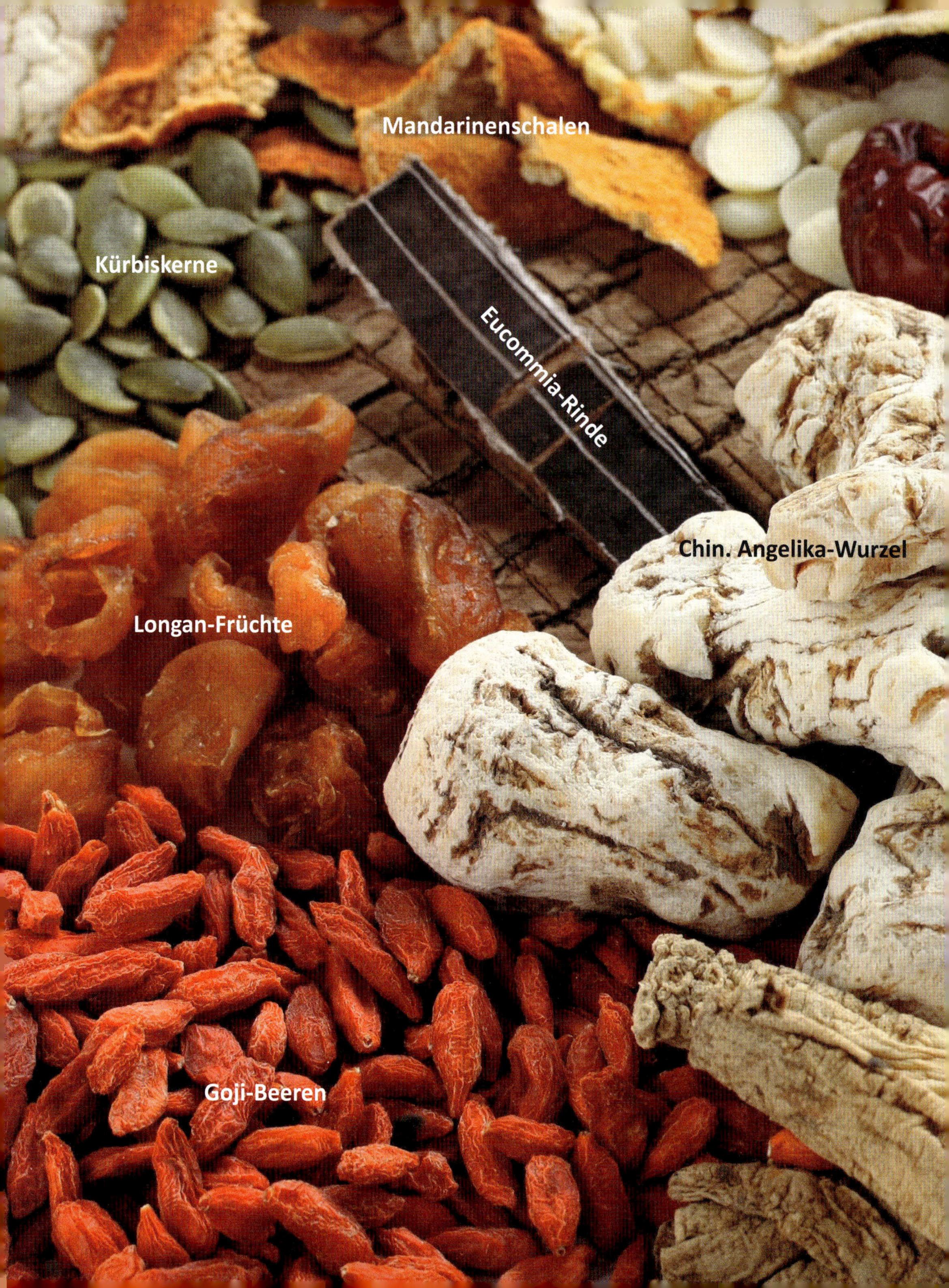
Mandarinenschalen
Kürbiskerne
Eucommia-Rinde
Chin. Angelika-Wurzel
Longan-Früchte
Goji-Beeren

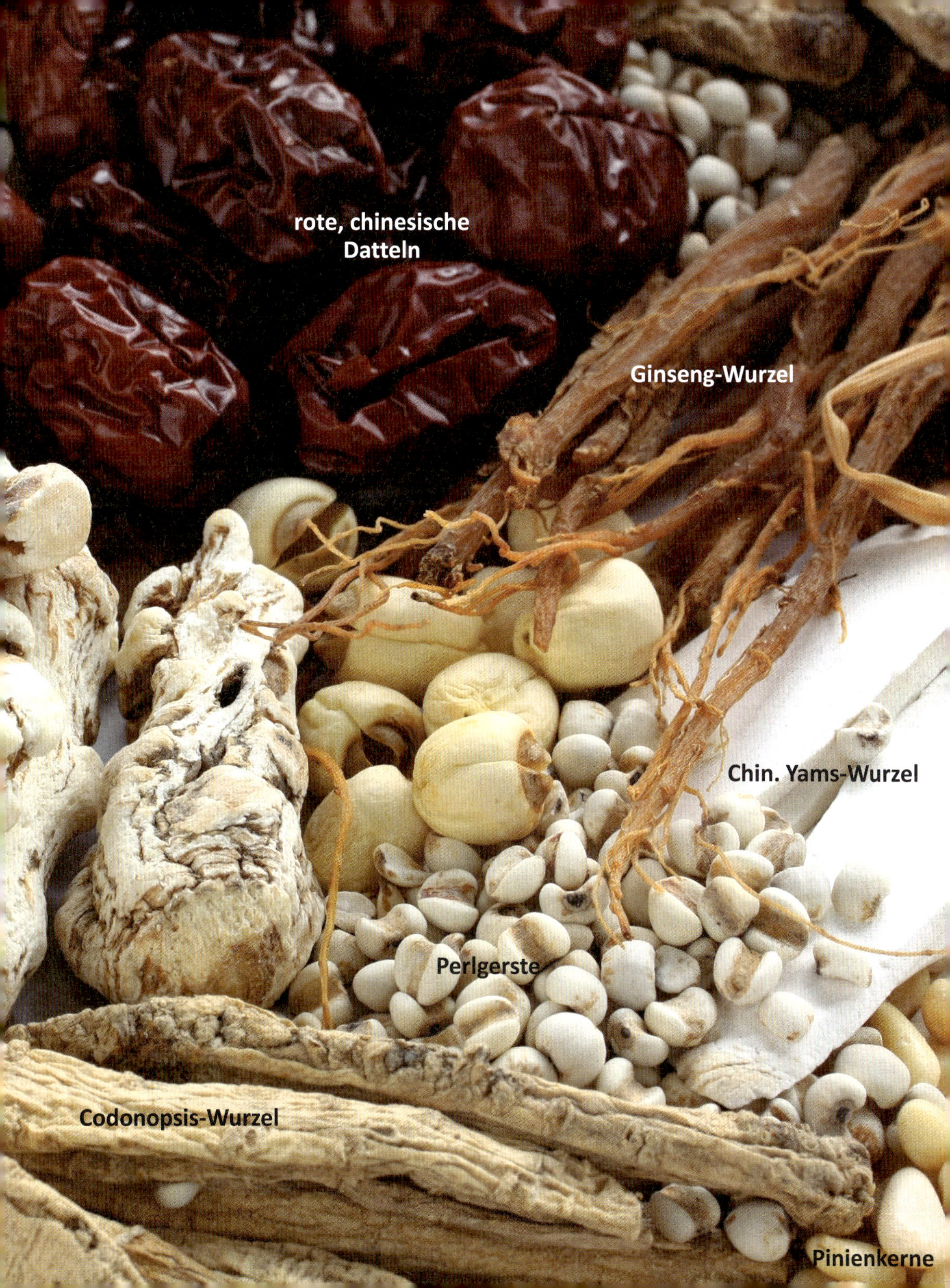
rote, chinesische
Datteln
Ginseng-Wurzel
Chin. Yams-Wurzel
Perlgerste
Codonopsis-Wurzel
Pinienkerne

Wohlfühlen in der eigenen Haut

Wieso haben Chinesinnen weniger Falten als wir?

„Wie macht ihr das?“, habe ich eine Freundin gefragt. „We don’t tan like you!“, also: „Wir lassen uns nicht bräunen wie ihr!“, war die Antwort. Und tatsächlich sieht man in Chinas Städten häufig das bei uns längst aus der Mode gekommene Sonnenschirmchen. Feiner Perlstaub dient in Form von Perlcreme als Sunblocker. Auf dem Land sieht es allerdings anders aus: Hier findet man tief zerfurchte Gesichter. Die Frauen arbeiten auf den Feldern und bekommen selbstverständlich trotz riesiger Sonnenhüte einiges an UV-Strahlung ab.
Tatsache ist, dass Sonnenschirme allein Falten nicht verhindern können. Die Ernährung tut ein Übriges für die Haut. Ein wesentlicher Faktor im chinesischen Raum ist dabei die tägliche Reissuppe.

Die Haut in der TCM

Die Haut ist in der TCM dem Element Metall und damit der Lunge zugeordnet. Es ist ja keine Seltenheit, dass Asthma oder allergischer Schnupfen gemeinsam oder abwechselnd mit unangenehmen Hauterscheinungen auftreten.

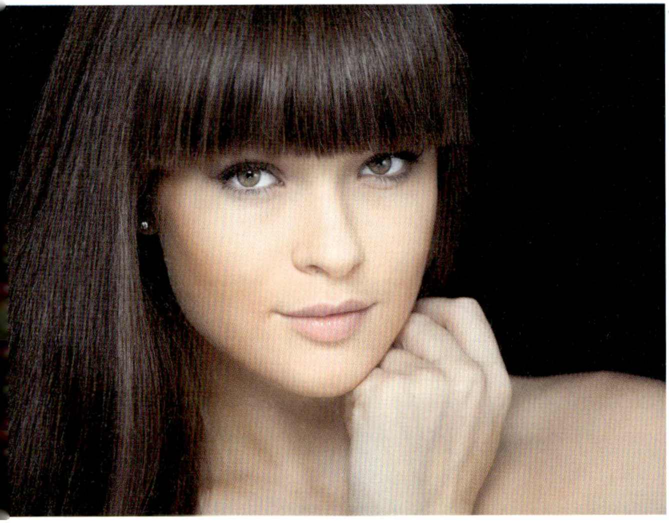

Schöne Haut

Schöne Haut ist die beste Visitenkarte! Einige Wege dorthin sind ganz einfach. Ein Obst- und Gemüsesaft etwa, getrunken oder auch äußerlich angewendet, ist für fast jeden Hauttyp gut. Ebenso zuträglich ist Reissuppe – sie wird in China täglich zum Frühstück gegessen, oder besser gesagt getrunken. Nicht jedermanns Sache ist eine Suppe aus Schweineschwarte.

Reissuppe mit Pfirsichblüten

Zutaten für 1 Portion

1 Tasse Reis

6 Tassen Wasser

einige Pfirsichblüten (erhältlich in China-Läden)*

Reis und Wasser etwa eine Stunde lang langsam kochen, bis eine leicht schleimige Suppe entsteht. Einige Pfirsichblüten hinzufügen und unter Umrühren noch weitere 10 Minuten kochen.

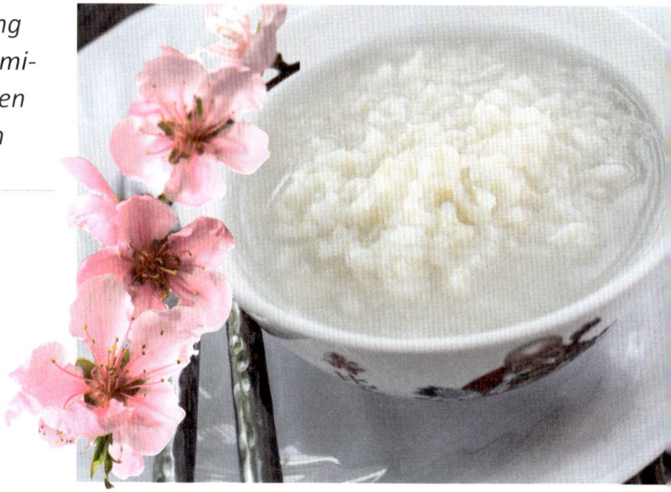

TIPP

- *Ein Saft aus Gurken, Karotten, Orangen oder Grapefruits und Äpfeln tut fast jedem Hauttyp gut – innerlich zum Trinken oder äußerlich angewendet.*
- *Saft einer Zuckermelone mit etwas Zitronensaft verrühren und trinken.*

Trockene Haut und Falten

Machen Ihnen trockene Haut und die ersten Falten zu schaffen, dann sollten Sie Scharfes und Hitze Erzeugendes vermeiden, z. B. Pfeffer und Chili. Gut tun Ihnen hingegen verschiedene Nüsse und Honig. Hier ein praktisches Rezept:

Instant-Tee für schöne Haut

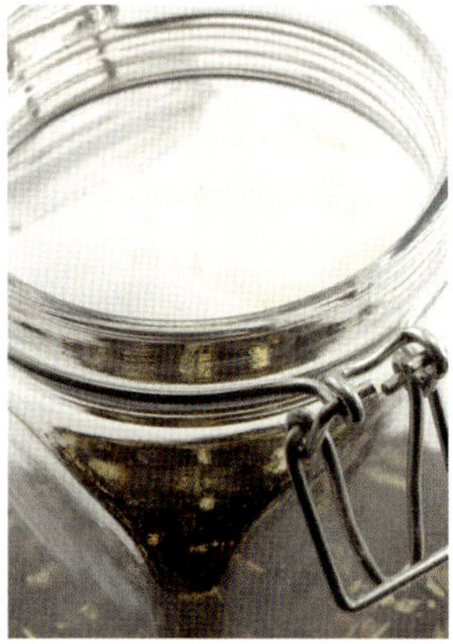

Zutaten für einige Tage

65 g Walnüsse

65 g Erdnüsse

65 g Pinienkerne

100 g schwarze Sesamsamen

etwas Rapsöl

Honig oder brauner Zucker zum Süßen

Walnüsse, Erdnüsse, Pinienkerne und schwarze Sesamsamen zu gleichen Teilen zerstoßen oder mahlen, mit etwas Rapsöl anrösten und mit Honig süßen. Der so entstehende Instant-Tee kann mehrere Tage lang in einem gut verschließbaren Glas aufbewahrt werden. Jeden Morgen auf nüchternen Magen einen Esslöffel davon mit heißem Wasser anrühren und genießen.

Viele Nahrungsmittel, die gut gegen trockene Haut wirken – darunter auch Nüsse – kocht man in China gerne im alltäglichen Essen mit. Besonders bekömmlich ist Obst. Am besten bereiten Sie aus dem jeweils verfügbaren Obst einen Saft.

- **Gut zum Mitkochen:** Erdnüsse, Goji-Beeren (Bocksdornfrüchte), eingeweichte getrocknete Judasohren* (Vitalpilz), rote Datteln*
- **Gute Obstsorten:** Kirschen, Birnen, Äpfel, Weintrauben, Mangos, Papayas, Feigen, Longan-Früchte*

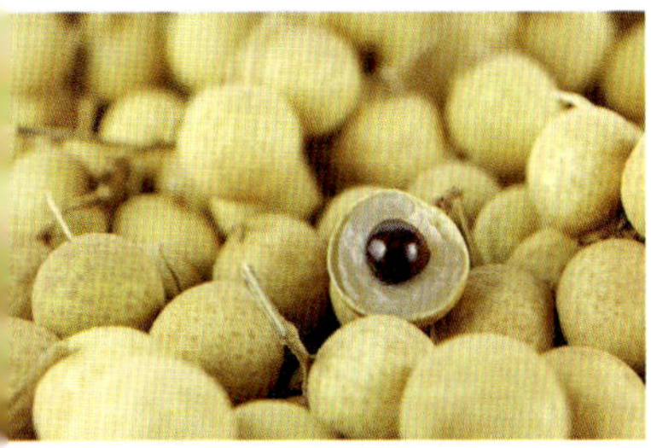

Mein Favorit ist die Longan-Frucht*, die man zwar in Süd-China an jeder Straßenecke kaufen kann, die bei uns aber nur selten frisch erhältlich ist. In getrockneter Form schmecken sie allerdings viel süßer. Auch hier hat sich das Einweichen besonders bewährt, z. B. in grünem Tee fürs Frühstücksmüsli oder in Sekt für den genussvollen Abschluss eines Abends.

TIPP

Longan-Früchte sind in getrockneter Form in der Apotheke erhältlich. Über Nacht in grünem Tee eingeweicht, eignen sie sich gut für das Frühstücksmüsli.

Auch verschiedene Gemüsesorten feuchten die Haut an; allen voran Karotte und Gurke, aber auch Kürbis, Kohl, Chinakohl und Spinat. Sogar Milch und Milchprodukte sind erlaubt – eine Ausnahme in der chinesischen Diätetik! Nahrhaft und köstlich ist das folgende Rezept:

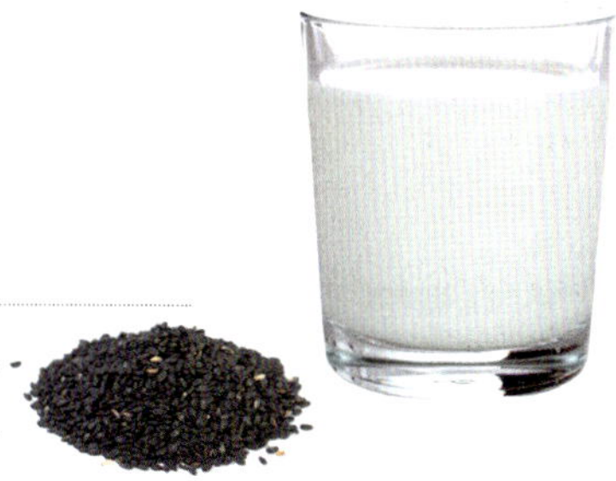

Walnuss-Sesam-Milch

Zutaten für 2 Portionen

30 g geriebene Walnüsse
180 ml Kuhmilch
180 ml Sojamilch
20 g geriebene schwarze Sesamsamen
etwas Zucker
evtl. 1 Ei

Alle Zutaten zusammen unter ständigem Rühren erhitzen, dabei aber nicht zu heiß werden lassen, da ansonsten das Ei ausflockt.

Diese Walnuss-Sesam-Milch nährt das Blut, befeuchtet die Haut und fördert den Haarwuchs. Sie wird gegen gelbbraune Hautflecken und Haarausfall gegeben, wenn die TCM-Diagnose Leber- und Nieren-Schwäche lautet.

Das folgende Rezept liefert reichlich Kollagen, ist somit eine echte Geheimwaffe gegen Falten, dürfte aber nicht jedermanns Geschmack treffen:

Schweinshaxelsuppe nach Wu Yanping

Zutaten für 2 Portionen

2 Schweinshaxel (Schweinefüße)
100 g Erdnüsse
*10 rote Datteln**
2 Frühlingszwiebeln oder ca. 50 g Lauch
Ingwer

Schweinshaxel mit Erdnüssen und Datteln mindestens zwei Stunden in Wasser kochen, mit Ingwer, Frühlingszwiebeln und Salz (oder Sojasauce) würzen und 1–2 x pro Woche als Suppe essen.

Zhen Zhen empfiehlt eine köstliche Variante dieses Gerichts:

Schweinshaxelsuppe nach Zhen Zhen

1 Schweinshaxel und 2 Tassen rohe Sojabohnen in reichlich Wasser ganz langsam sehr weich kochen. Das kann zwei bis drei Stunden dauern. Anschließend genießen.

Ich persönlich variiere das Rezept folgendermaßen:

Schweinshaxelsuppe österreichische Art

Zutaten für 2 Portionen

200 g Schweinefuß, -schwänzchen, -ohren oder einfach Schweineschwarte
1 Packung (Portion) Suppengemüse (Karotte, Sellerie, Petersilienwurzel, Pastinake, Lauch etc.)
2–3 Wacholderbeeren
½ Lorbeerblatt

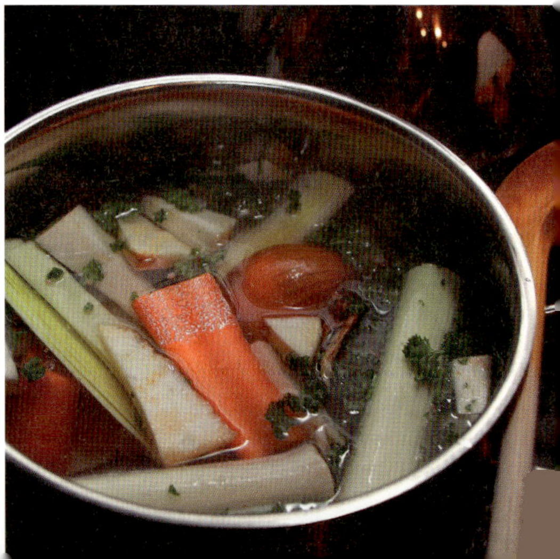

Fleisch mit Suppengemüse und Gewürzen ganz weich kochen. Ein wenig frischer Ingwer erleichtert die Verdauung und leitet das Ganze zur Haut. Würzen mit etwas Salz oder Sojasauce.

Achtung: Diese Fleisch-, Milch- und Ei-Rezepte sind für Personen mit hohem Cholesterinspiegel nicht gut geeignet. Ein kleiner Trost: Sie leiden ohnedies eher an fetter Haut als an trockener.

Um ihre Haut strahlend und jugendlich zu erhalten, soll die berühmte Kaiserin Ci Xi (1835–1908, Qing-Dynastie) alle zehn Tage Perlen-Tee getrunken haben. Dazu werden schöne, glatte, glänzende, runde Perlen zu einem feinen Pulver zerstampft, das man in einem gut verschließbaren Gefäß aufbewahrt.

Perlen-Tee

Zutaten pro Portion

2–3 g Perl(en)pulver (als Pulver oder Tabs im Handel erhältlich)*

3–5 g schwarzer oder grüner Tee (nach Geschmack)

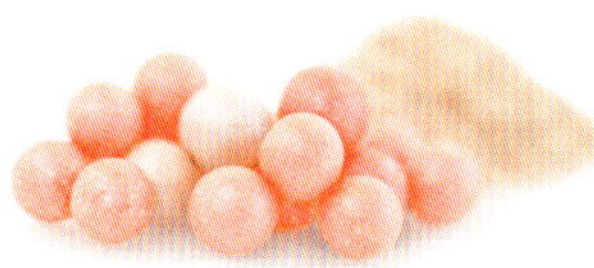

Tee und Perlenpulver mit kochendem Wasser übergießen, ziehen lassen und warm als Tee trinken.

Diese Luxus-Formel „schmiert“ das Unterhautzellgewebe, befeuchtet die Haut, bewahrt jugendliches Aussehen und bewirkt eine schöne Gesichtsfarbe.

Ebenfalls aus der Qing-Dynastie (1644–1911) stammt ein herrlich einfaches Gesichtswasser:

Maulbeerblatt-Gesichtswasser für strahlende Haut

Zutaten

2 EL Maulbeerblätter (frisch oder getrocknet aus dem Fachhandel)*

Maulbeerblätter in Wasser kochen, auskühlen lassen, abseihen und die Flüssigkeit zur Reinigung des Gesichts verwenden.

Dieses Gesichtswasser ist vor allem im Winter sinnvoll, denn es befeuchtet die Haut und schützt vor Trockenheit und Rissen. Außerdem wirkt es gegen Juckreiz.

Schon viel früher, nämlich während der Yuan-Dynastie (13.–14. Jhdt.), verwendete man am Kaiserhof eine Pfirsichkern-Gesichtsmaske zur Vorbeugung von Falten:

Pfirsichkern-Gesichtsmaske gegen Falten

Zutaten für 1 Anwendung

ca. 100 g Pfirsichkerne (innere Kerne, geschält, aus der Apotheke)*

etwas Honig

Pfirsichkerne in warmem Wasser einweichen, mit etwas Wasser und Honig zu einer Paste verarbeiten und sanft in die gereinigte Gesichtshaut einmassieren. Wer mag, kann auch frische Pfirsichkerne aufklopfen und die nuss-artigen inneren Kerne in warmem Wasser einweichen.

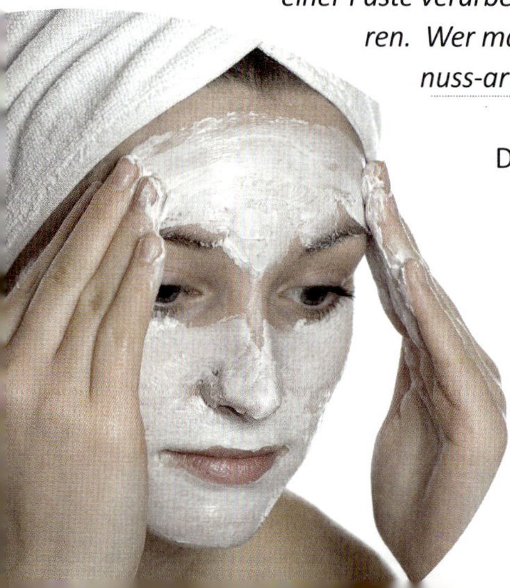

Diese Gesichtsmaske fördert die Durchblutung, beugt Hautalterung vor, entfernt Falten und wirkt gegen Entzündungen. Sie ist auch für die Behandlung von Akne geeignet, insbesondere wenn sich dunkelblaurote Knoten gebildet haben.

Fettige Haut

Wer unter fettiger Haut leidet, sollte Fette sowie alle Milch und Eier enthaltenden Gerichte meiden, dafür aber öfter zum Japaner Maki essen gehen: Tang und Algen sind hier angesagt.

▲ **Gut:** Gerichte mit Seetang* und Algen*, Weißdorn-Früchte*, Papaya, Kopfsalat, Sellerie, Perlgerste (Perlgraupen)

▼ **Schlecht:** Milch, Eier und fette Speisen

Die empfohlenen Produkte wirken sich auch gegen erhöhten Cholesterinspiegel günstig aus. Interessanterweise sind viele der gegen trockene Haut empfohlenen Gemüse und Früchte auch gut gegen fettige Haut.

Wohlschmeckende Wurzelsuppe

Zutaten für 1–2 Portionen

25 g getrocknete Judasohren (Vitalpilz), in Wasser mindestens eine Stunde lang eingeweicht*

50 g Karotten

100 g Champignons

50 g Sellerie

50 g Petersilienwurzel

*25 g Porree oder chinesischer Lauch**

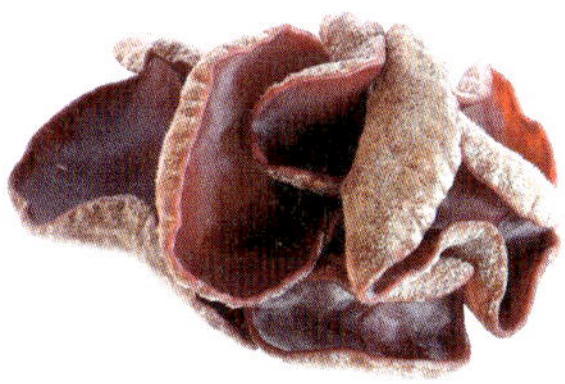

Judasohr

Alle Zutaten aufschneiden und zusammen in einem Topf ca. 5–10 cm hoch mit Wasser bedecken. Aufkochen und 30 Minuten kochen lassen. Anschließend als Suppe essen oder zum Aufgießen für gedämpfte Speisen verwenden.

In den meisten Diätbüchern, auch in Wu Yanpings „Ernährungstherapie mit chinesischen Kräutern", kommen häufig „chinesische Morcheln" vor. Es handelt sich dabei aber nicht um Morcheln, sondern um die oben genannten getrockneten schwarzen **Judasohren** (Auricularia auricula-judae). Diese Pilze wachsen auf lebendem oder totem Holz, besonders häufig auf Holunderbäumen. In der chinesischen Küche werden sie gerne verwendet. Man erhält sie getrocknet im Fachhandel und muss sie vorquellen lassen. Sie schmecken eigentlich nach nichts, nehmen aber den Geschmack der Kochflüssigkeit stark an und sind vor allem wegen ihrer angenehmen Biss-Struktur beliebt. Abgesehen davon sind sie von hohem gesundheitlichen Wert: Sie wirken entzündungshemmend, senken den Cholesterinspiegel, verbessern die Fließfähigkeit des Blutes und beugen somit der Arteriosklerose vor.

Mitesser (Komedonen)

Auf Englisch heißen diese unschönen Gesellen sinnigerweise „blackheads", also Schwarzköpfchen. Es handelt sich dabei nicht um Schmutz, sondern um Talg in den Poren, der sich bei Berührung mit Luft schwarz verfärbt. Vermutlich hat jeder schon an seinen Mitessern herumgequetscht und ist dafür mit hässlichen schmerzhaften Entzündungen bestraft worden. Nie mit zwei Fingern versuchen, die Mitesser auszuquetschen, sondern wenn schon, dann mit einem Komedonenquetscher. Ich verwende dafür ein Instrument aus meiner HNO-Praxis, nämlich eine stumpfe Ringkürette. Das ist eine zarte Metallstange mit einem kleinen, schräg angebrachten Ring an der Spitze. Der Mitesser „flutscht" nur so heraus, wenn man nach einer warmen Dusche den Ring um den Mitesser aufsetzt und sanften Druck ausübt. So wird der Talg nicht in der Haut verteilt. Das ist aber nur eine Moment-Lösung. Auf Dauer hilft nur, die Cholesterinbalance herzustellen. Dazu gehört in erster Linie, gesättigte, aber auch vollständig ungesättigte Fettsäuren zu vermeiden! Leider enthalten die meisten tierische Fette, allen voran Butter (62 %), einen hohen Anteil an gesättigten Fettsäuren. Butter wird allerdings deutlich von gehärtetem Kokosfett (86 %) geschlagen. Zum Rohessen sind diese Fette nicht geeignet, wohl aber zum Kochen und Braten, weil sie dabei weniger schädliche Substanzen (Trans-Fette) entwickeln als Fette mit vielen ungesättigten Fettsäuren (siehe auch S. 143f.).

Pickel und Akne

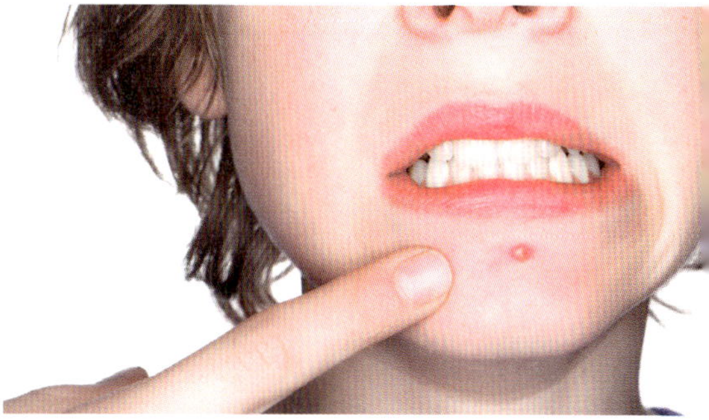

Beiden kann „Gift" zugrunde liegen, das im Körper nur darauf lauert, durch Diätfehler oder Aufregung wieder sein Unwesen an der Oberfläche zu treiben. Deshalb ist das oberste Gebot, dieses Gift zu entfernen. Löwenzahn, Veilchen und Portulak* leisten hier gute Dienste. Man kann diese Pflanzen im Frühling unter den Salat mischen, in der Suppe mitkochen und sowohl einzeln als auch in Kombination als Tee zubereiten.

Gegen eine gerade aufblühende Akne empfehlen sich außerdem **grüner Tee** sowie Tees aus Geißblatt-Blüten*, Maulbeerblättern* und Breitwegerich.

Bei Akne mit Mitessern eignen sich **Weißdorn-Früchte***. Sie sind eine „Geheimwaffe", die auch in klassischen Formeln als Verdauungshilfe für Proteine eingesetzt wird.

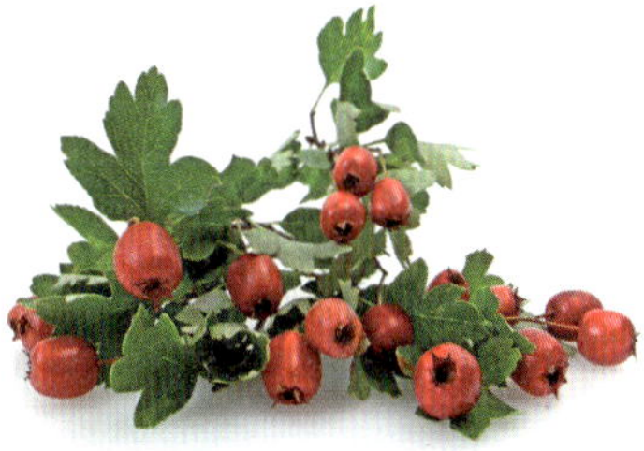

Weißdorn-Rollgerste-Suppe

Zutaten für 1 Portion

*30 g Weißdorn-Früchte**

30 g Rollgerste (Graupen)

Sojasauce

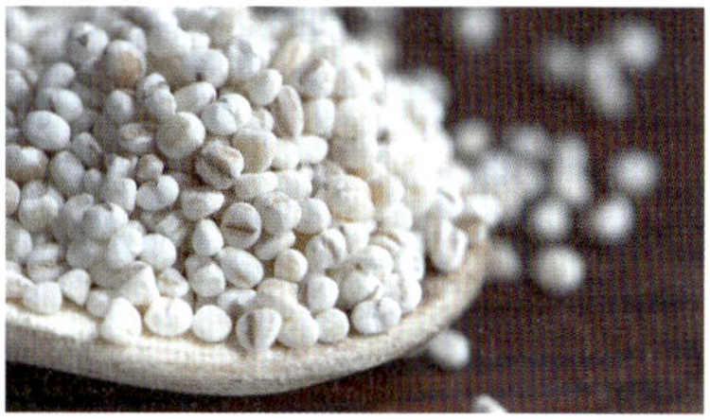

Weißdorn-Früchte und Rollgerste in ½ Liter Wasser 30 Minuten lang kochen, mit Sojasauce würzen und als Suppe genießen.

Bei Pickeln und Akne empfehle ich eine wohlschmeckende Suppe mit roten Datteln und eventuell Rettich. Wu Yanping etwa süßt die Dattel-Suppe mit Kandiszucker. Wer es lieber pikant hat, würzt stattdessen mit etwas Meersalz oder Sojasauce.

Dattel-Suppe

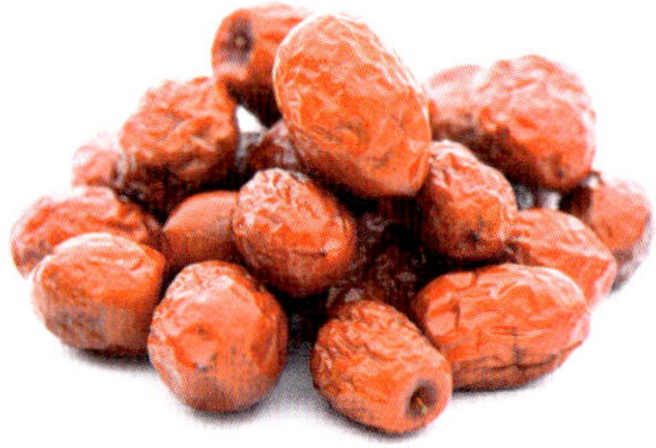

Zutaten für 1 Portion

30–50 g rote Datteln (getrocknet im Fachhandel)*
300 ml Wasser
300 g klein geschnittene Staudensellerie

Wenn die Datteln sehr trocken und hart sind, vorab eine Stunde einweichen. Anschließend Datteln in 300 ml Wasser 20 Minuten lang kochen, dann 300 g klein geschnittene Staudensellerie hinzufügen und kurz mit erhitzen. Zur Abwechslung eignet sich auch klein geschnittener Rettich statt Staudensellerie. Er wird von Anfang an mitgekocht.
Die Suppe einen Monat lang täglich essen – und auf Wunsch variieren.

Essig-Waschlösung nach Zhen Zhen

Zutaten

150 ml Essig (z. B. Hesperidenessig)
3 EL Meersalz
450 ml Wasser

Zutaten vermischen und mit einem Handtuch ganz sanft ins Gesicht einmassieren.

Achtung: Essig bei Akne nur äußerlich anwenden und sofort mit den Waschungen aufhören, wenn sich Hautreizungen zeigen! Als Alternative bietet sich das beschriebene Gesichtswasser (S. 72) für strahlende Haut an.
Auch für die Ernährung sei vor sauren und pikanten Nahrungsmitteln und Speisen, die innerlich Hitze oder Schleim erzeugen, gewarnt: Sie halten die Stoffe im Körper fest – das gilt auch für Giftstoffe. Auch zu viel Süßes ist kontraproduktiv, und von Alkohol und Zigaretten ist dringend abzuraten.

▲ **Gut bei Akne:** Selleriewurzel, Staudensellerie, Rettich, Seetang* und Algen*, Azuki- und Mungbohnen*, Kürbis, Birne, grüner Tee, Pfefferminz- und Kamillentee

▼ **Schlecht bei Akne:** in Fett gebackene oder gebratene Speisen, Nahrungsmittel und Gewürze, die innerlich Schleim erzeugen: Lamm-, Rindfleisch und Milchprodukte, Pfeffer, Chili, saure und pikante Lebensmittel wie Mixed Pickles

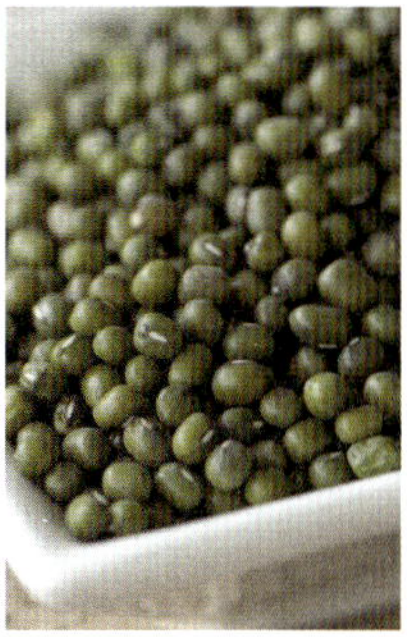

Azukibohnen

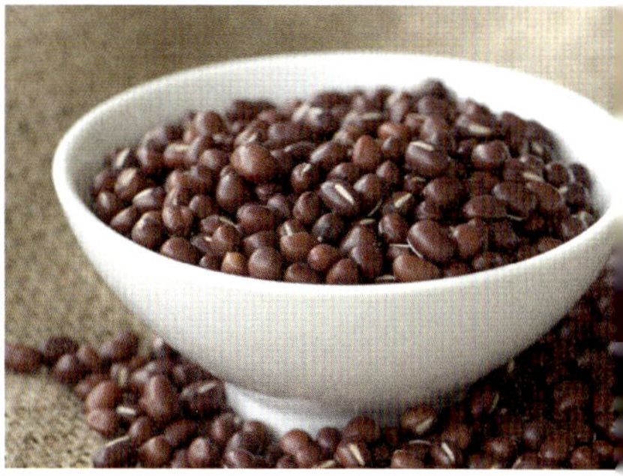

Mungbohnen

An dieser Stelle noch ein Tipp aus der eigenen Erfahrung: Während meiner eigenen „Akne-Zeit", vor nunmehr fast 60 Jahren, passierte etwas Verblüffendes: Während eines Ferialjobs bei einem Arznei-Großhandel musste ich auch **medizinische Hefe** (Germ) aus riesigen Jutesäcken in handelsübliche Packungen umfüllen. Und plötzlich hatte ich die reinste und schönste Haut meines Lebens. Nicht nur, dass ich viel davon naschte, sondern auch der Hefestaub auf der Haut vollbrachte dieses Wunder. Tatsächlich ist Hefe äußerst wirksam gegen Akne. In der chinesischen Medizin wird eine spezielle medizinische Hefe (Massa medicata fermentata) aus verschiedenen fermentierten Kräutern als Verdauungshilfe für Kohlenhydrate verwendet. Kein Wunder also, dass sich Hefe positiv auf die Haut auswirkt! Hefetabletten gibt es übrigens in jeder Apotheke.

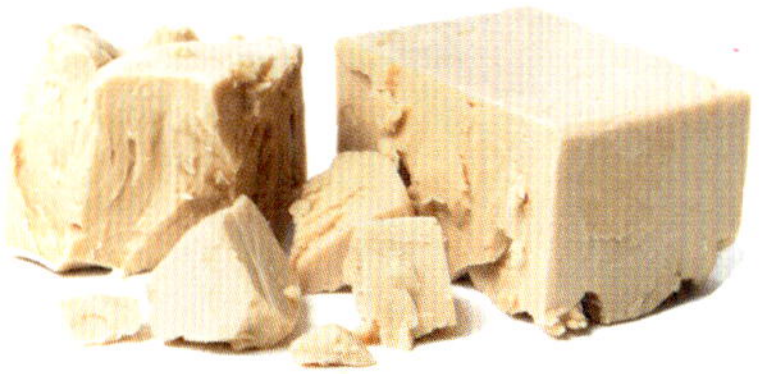

medizinische Hefe

TIPP

Germ (Hefe) in jeglicher Form, z. B. als Hefetabletten aus der Apotheke, wirkt Wunder gegen Akne.

Haare: schön, stark und kräftig wie Rapunzel

Das Kopfhaar in der TCM

Das Kopfhaar gilt in der TCM als „Ausläufer des Blutes". Für schönes, glänzendes Kopfhaar sind daher **blutbildende Substanzen** ganz wesentlich. Dass wir überhaupt Kopfhaare bekommen und wie sie sich entsprechend unseres Lebenszyklus verändern, dafür ist die angeborene Lebensessenz Jing maßgeblich.

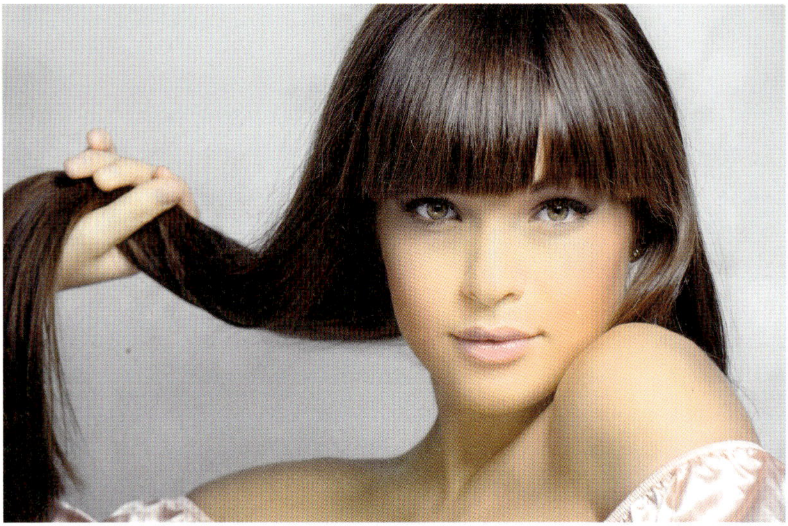

Schönes, glänzendes Kopfhaar

Herrlich sind in der Fernsehwerbung die jungen Damen anzuschauen, die ihr langes, glänzendes, seidig schimmerndes Haar schütteln. Das wallt und wogt – wenn wir dem nacheifern wollen, müssen wir darauf achten, genügend Blut zu haben.

▲ **Gut:** Goji-Beeren (Bocksdornfrüchte), Longan-Früchte*, aber auch Fleisch, Leber und Markknochen wirken blutbildend.

Ein echtes Medikament ist die Wurzel des vielblütigen Knöterichs – Polygoni multiflori Radix* (he shou wu). Der chinesische Name bedeutet „Herrn He's Haar wird wieder schwarz".

TIPP

Die Knöterichwurzel – Polygoni multiflori Radix, über längere Zeit eingenommen, verhilft dem Haar zum Nachwachsen – in der ursprünglichen Haarfarbe.*

Ich habe es meinem verehrten Lehrer François Ramakers ja nicht geglaubt, als er uns erzählt hat, er habe einen Alzheimer-Patienten u. a. damit behandelt. Die Alzheimer-Erkrankung sei zwar nicht besser geworden, aber es seien dem Patienten wieder Haare gewachsen. Durch einen Parkinson-Patienten wurde ich eines Besseren belehrt: Auf der ausgeprägten Stirnglatze ist genau das passiert, was François damals erzählt hat. Das Beste daran: die Haare wuchsen nicht grau, sondern in der Originalfarbe nach. Dazu allerdings hat der Patient die Blut nährenden Arzneien konsequent über 1½ Jahre eingenommen.

Sie können jedoch auch mit einfachen Mitteln Ihr Blut nähren. Hier ein einfacher Blut nährender Tee:

Sesam-Tee

Zutaten pro Portion

6 g schwarze Sesamsamen

3 g schwarze oder grüne Teeblätter (nach Geschmack)

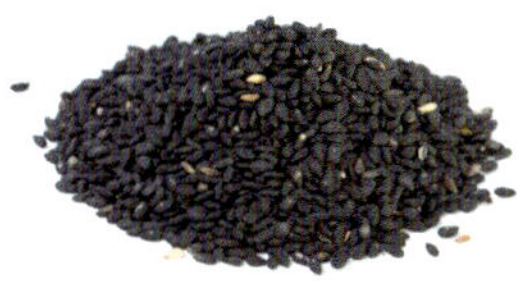

schwarze Sesamsamen

Angeröstete Sesamsamen und Teeblätter mit kochendem Wasser übergießen und zehn Minuten lang ziehen lassen.

Dieser Tee eignet sich als Vorbeugung gegen frühzeitiges Ergrauen und Haarausfall. Er glättet außerdem raue Haut und kann Tinnitus lindern, wenn die Symptome auf einer Leber- und Nieren-Yin-Schwäche beruhen. Sie äußert sich meist in Schmerzen im unteren Rücken, die besonders nachts auftreten, schwachen Knien, Hitzewallungen und gelegentlichem nächtlichen Schwitzen.

Eine Lieblingsformel der Kaiserin-Witwe Ci Xi (1835–1908, Qing-Dynastie) war folgendes Shampoo:

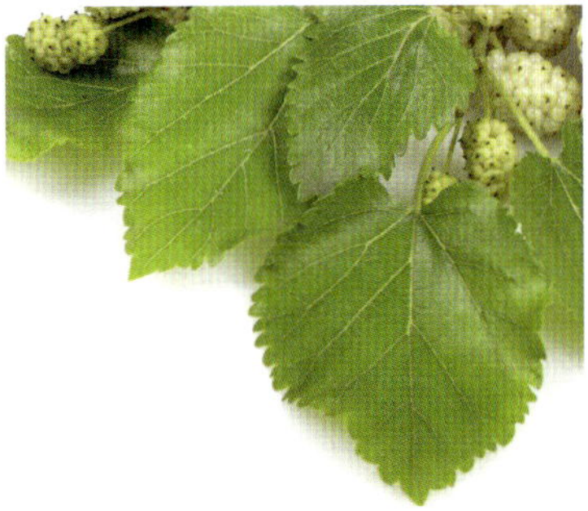

Maulbeerblatt-Haarshampoo

Zutaten für 1 Anwendung

*2 EL Maulbeerblätter**

Maulbeerblätter in Wasser kochen. Anschließend abkühlen lassen, abseihen und die Flüssigkeit als Shampoo benützen.

Maulbeerblätter werden in der TCM als scharf und kühl eingestuft, sie befreien die Oberfläche. Weil sie kühlen, verhindern sie das Austrocknen der Haare und weil sie „Wind“ entfernen, wirken sie gegen Kopfjucken.

Eine süße Suppe für schöne Haare, Haut und Nägel empfiehlt Zhen Zhen:

Süßkartoffel-Birnen-Suppe für schönes Haar

Zutaten für 1 Portion

1 große Süßkartoffel

1 große Birne

1 große Tomate

2 Tassen Arbutusfrüchte (Früchte des Erdbeerbaumes ... schwer erhältlich)*

Bio-Honig nach Geschmack

Die Süßkartoffel schälen und würfeln. In ca. ¾ l Wasser 15 Minuten köcheln lassen. Dann die geschälte und gewürfelte Birne zugeben, fünf Minuten mitkochen lassen, die Tomate hinzufügen und weitere fünf Minuten sieden. Vom Herd nehmen und mit den Arbutusfrüchten fünf Minuten ziehen lassen. Schließlich nach Geschmack mit Honig süßen. Diese Suppe mindestens 3 x pro Woche über einen Monat essen.

„Haarspalterei“

Auch dazu finden sich bei Zhen Zhen einige einfache, aber sinnvolle Ratschläge.

TIPP

- *Haare vor dem Waschen gut durchkämmen.*
- *Shampoo mit den Fingern einmassieren, Haare niemals zwischen den Handflächen reiben (so vermeidet man gespaltene Spitzen).*
- *Das Waschwasser darf nicht zu heiß sein.*
- *Nach dem Waschen niemals einen Haartrockner verwenden.*
- *Conditioner nicht in die Kopfhaut einmassieren, denn dadurch werden die Haare fett.*

Trockene Haare

Wenn Blut und Yin nicht ausreichend vorhanden sind, werden die Haare trocken. Auch in diesem Fall kann man aber durch Ernährung zumindest vorbeugen.
Hier ein wirklich einfaches, schmackhaftes und günstiges Rezept nach Wu Yanping, das sehr wirksam ist:

Geröstete Karotten

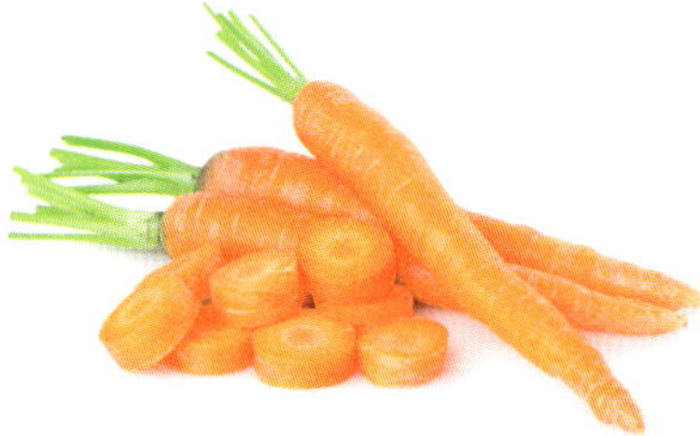

Zutaten für 1–2 Portionen

500 g Karotten
*Sojabohnenöl**
Salz oder Gewürze nach Geschmack

Karotten fein schneiden oder raspeln, in etwas Sojabohnenöl kurz rösten und mit Salz würzen. Am besten 1 x täglich als Beilage essen.

Dieses einfache Rezept wirkt nicht nur gegen trockene Haare, sondern beugt auch vorzeitigem Ergrauen vor und verbessert das Sehvermögen.

Auch das folgende Rezept verdanken wir Wu Yanping:

Instant-Tee gegen trockene Haare und verfrühtes Ergrauen

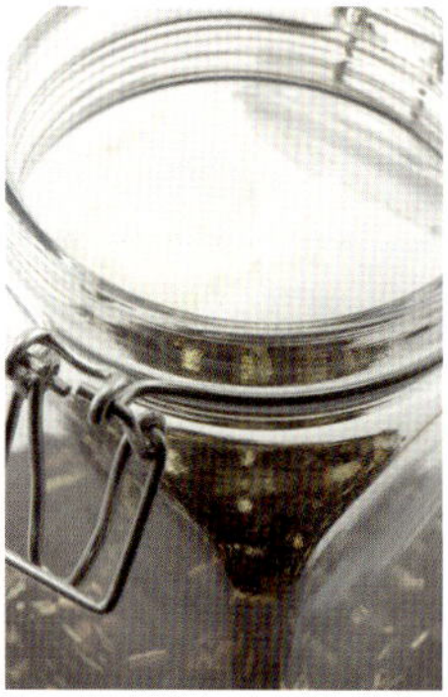

Zutaten für die Trockenmasse

100 g schwarze Sesamsamen
100 g Sojabohnen
100 g Erdnüsse
100 g Walnüsse

Sesamsamen, Sojabohnen, Erd- und Walnüsse 10 Minuten bei 100 °C im Backofen rösten. Anschließend zermahlen und in einem luftdicht verschlossenen Gefäß aufbewahren. Täglich vor dem Schlafengehen 1 Esslöffel mit heißer Milch übergießen und trinken.

Dieser Instant-Tee nährt Blut und Yin, stärkt Qi und wärmt Yang.

Die folgende Pomade gilt als besonders wirksam:

Haarpomade mit Duftblüten

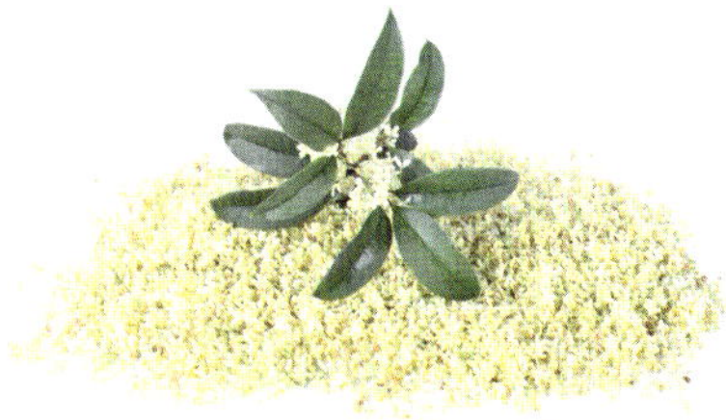
Osmanthus-Blüten

Zutaten für 1 Tiegel
30 g Osmanthus-Blüten (Duftblüten)*
200 ml Sesamöl

Duftblüten in Sesamöl einweichen und etwa 15 Minuten im Wasserbad köcheln lassen. Nach dem Abkühlen in ein gut verschließbares Gefäß füllen und 10 Tage kühl lagern. Anschließend abseihen und die Flüssigkeit als Haarpomade verwenden.

Die süße Duftblüte ist die Blüte von Osmanthus fragrans. Das Aroma wird für aromatisierte Tees, Duftwein und besonders edle Parfüms verwendet. Die Pomade bringt Glanz und Duft ins Haar.

Schuppen

Schuppen sind ein weit verbreitetes und lästiges Problem. Auch hier verspricht uns die Werbung Abhilfe durch teure Shampoos und Spülungen. Doch es geht auch mit natürlichen Mitteln.

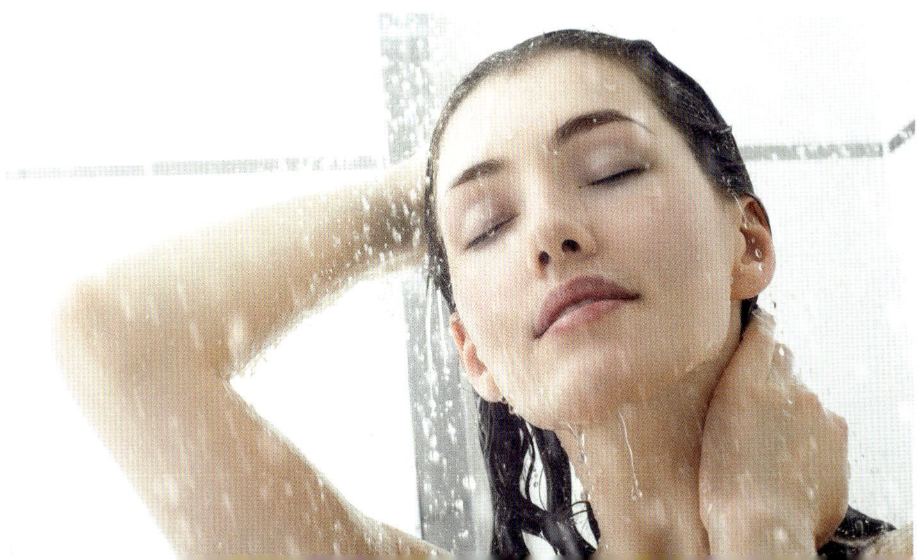

TIPP

Waschen Sie die Haare am Abend mit Salzwasser oder massieren Sie die Kopfhaut mit etwas Essig. Salz oder Essig werden am nächsten Morgen ausgespült.

In der chinesischen Tradition finden sich auch verschiedene Rezepte vom Shampoo bis zur Suppe. Der berühmte Sun Simiao (541–682) empfiehlt etwa folgendes Shampoo:

Anti-Schuppen-Shampoo Dr. Sun

Zutaten für 1–2 Anwendungen

30 g Marillenkerne (Armeniacae Semen)*

30 g schwarze Sesamsamen

50 g Seifenbohnenfrüchte (Gleditsiae Fructus), falls verfügbar*

Marillenkerne zusammen mit schwarzen Sesamsamen und Seifenbohnenfrüchten fein zerstampfen. Mit warmem Wasser vermischen und als Shampoo verwenden.
Achtung: *Nur für trockenes, nicht für fettiges Haar geeignet!*

Die Mixtur nährt die Kopfhaut, wirkt gegen Schuppen und Juckreiz, fördert das Wachstum der Haare und macht das Haar glänzend und weich.

Hier ein bewährtes Suppenrezept:

Linsen-Suppe gegen Schuppen und Haarausfall

Zutaten für 1–2 Portionen

100 g Linsen

20 g schwarze Sesamsamen

20 g Knöterichwurzel (Polygoni multiflori Radix)*

20 g Goji-Beeren = Bocksdornfrüchte (Lycii Fructus)

Linsen über Nacht einweichen und anschließend zusammen mit schwarzen Sesamsamen, Knöterichwurzel und Goji-Beeren 40 Minuten lang in 1 Liter Wasser kochen. Nach Geschmack mit Salz oder Sojasauce würzen und verzehren.

Diese Rezeptur nährt Blut und Yin sehr intensiv. Sie entfernt Schuppen und beugt auch frühzeitigem Ergrauen und Haarausfall vor.

Frühzeitiges Ergrauen und Haarausfall

„Lasst wohlbeleibte Männer um mich sein, mit glatten Köpfen und die nachts gut schlafen", lässt Shakespeare seinen Julius Cäsar sagen. Warum wohl? Vielleicht, weil Wohlbeleibte in der Regel weniger umtriebig und aggressiv sind als magere Eiferer. Bei glatzköpfigen Männern wird angenommen, dass ein Großteil ihrer angeborenen, unweigerlich einmal zu Ende gehenden Lebensessenz Jing bereits aufgebraucht ist und ihre Energie schon sehr reduziert ist. Das hängt man seinen Mitmenschen gegenüber wohl kaum an die große Glocke, wenn man noch Autorität ausüben will. Entsprechend versuchen auch viele von uns, graue Haare oder Haarausfall zu verbergen oder überhaupt zu vermeiden – ein Phänomen, das für China und den Westen gleichermaßen gilt.

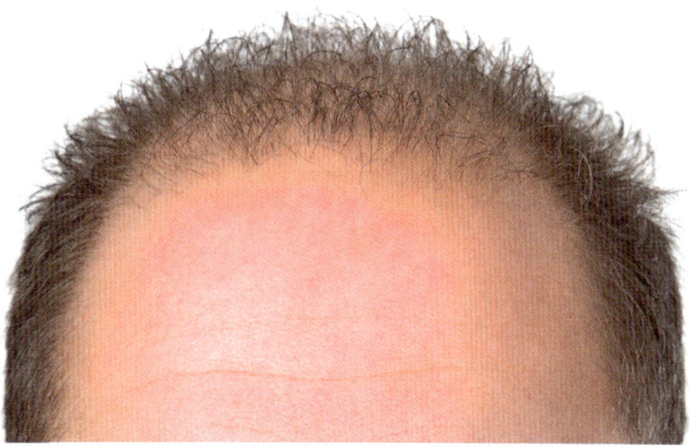

Haare: schön, stark und kräftig wie Rapunzel

So hatten wir vor vielen Jahren im Institut für Sinologie einen wunderbaren Lehrer aus China, dessen Haar allmählich grau wurde. Als ich um die Erlaubnis bat, Videoaufnahmen zu machen, sagte er: „Ja, aber erst morgen!“, und erschien am nächsten Tag mit pechschwarzem Haar. Sehen Sie sich betagte chinesische Prominente an, und Sie werden kaum einen mit grauen Haaren darunter finden!

Hier eine sehr wirksame Formel gegen zu früh ergrauendes Haar (siehe auch Rezept „Instant-Tee gegen trockene Haare und verfrühtes Ergrauen“ auf S. 82):

Knöterich-Föhrennadel-Tee

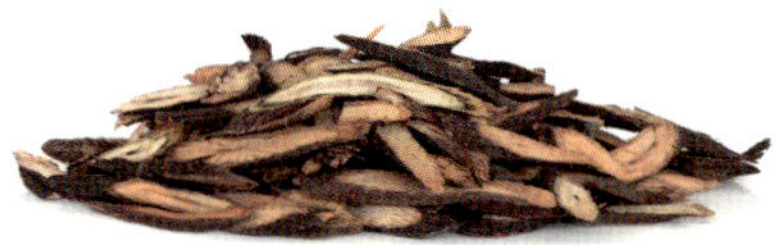

Knöterichwurzel

Zutaten für 1 Portion

18 g Knöterichwurzel (Polygoni multiflori Radix)*

30 g Föhrennadeln (Pini Folium), am besten frisch aus dem Wald*

*5 g Wulong-Tee**

Knöterichwurzel zusammen mit den Föhrennadeln 20 Minuten in Wasser kochen. Anschließend abseihen und in der Flüssigkeit 5 g Wulong-Tee fünf Minuten lang ziehen lassen.
Den Tee 1 x täglich trinken.

In diesem Tee finden wir gleich drei „magische“ Zutaten: Die Knöterichwurzel kann „Herrn He’s graues Haar wieder schwarz machen“ (so ihr chinesischer Name, he shou wu). Das gilt in diesem Wortlaut natürlich nur für China, wo die Menschen üblicherweise schwarzhaarig sind. Was damit gesagt werden soll, ist, dass das Haar eben in seiner ursprünglichen Farbe nachwächst – egal, ob blond, braun, rot oder schwarz. Die Föhrennadeln hingegen gelten als „Nahrung der Unsterblichen“, und der Wulong-Tee ist eine speziell fermentierte Teeart, die jung und schlank macht und sogar Krebs vorbeugen soll. Die Formel unterstützt Blut sowie die angeborene Essenz Jing, die ja den Lebenszyklus und damit den entsprechenden Zustand der Haare steuert. Die Formel ist deshalb auch sinnvoll nach Chemo- und Bestrahlungsbehandlung.

Die bewährte Knöterichwurzel findet sich aber auch in anderen Rezepten. Wu Yanping kombiniert sie in diesem Rezept mit schwarzen Sojabohnen:

Sojabohnen-Knöterich-Suppe

Zutaten für 1 Portion

*50 g schwarze Sojabohnen**

30 g Knöterichwurzel (Polygoni multiflori Radix)*

Sojabohnen über Nacht einweichen und anschließend zusammen mit der Knöterichwurzel 30 Minuten in 500 ml Wasser kochen.

1 x täglich als Suppe essen.

Diese Suppe nährt Blut und stärkt die angeborene Essenz Jing und Qi. Mit Goji-Beeren erweitert, ist sie auch bei Anämie zu empfehlen.

Gegen kahle Stellen auf dem Kopf wird folgendes traditionelle Rezept empfohlen:

Ingwer-Ginseng-Haarwuchsmittel aus der kaiserlichen Yuan-Dynastie (13.–14. Jh.)

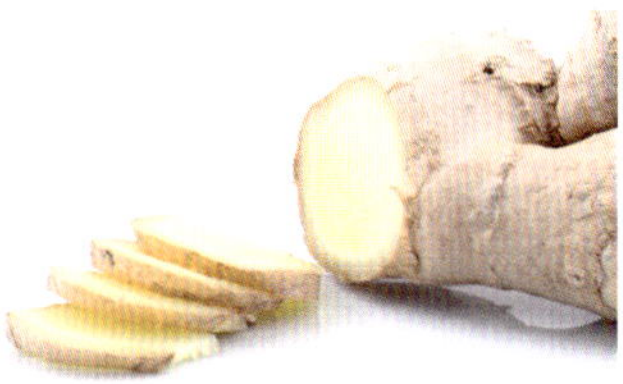

Zutaten für 1 Anwendung

30 g frische Ingwerschale

30 g Ginsengwurzel (Ginseng Radix)*

einige frische Ingwerscheiben (3–5 mm dick)

Ingwerschale und Ginsengwurzel fein zermahlen.

Die Masse auf die Ingwerscheiben auftragen und damit die kahlen Stellen jeden zweiten Tag einreiben.

Ein sehr gutes und noch dazu wohlschmeckendes Rezept ist jenes für die Walnuss-Sesam-Milch. Sie finden es im Kapitel über die Haut (Seite 69). Dieser Trank fördert nicht nur den Haarwuchs und befeuchtet die Haut, indem er das Blut

nährt, sondern wirkt auch gegen gelbbraune Hautflecken, wenn die TCM-Diagnose Leber- und Nieren-Schwäche lautet. Dementsprechend kann er auch gute Dienste leisten, wenn man sich nichts mehr merkt.
Denn wenn Sie das Kapitel über das Gedächtnis (siehe S. 159ff.) lesen, werden Sie sehen, dass vieles mit dem übereinstimmt, was Sie im Kapitel über die Haare finden können. Das liegt daran, dass die chinesische Diagnose gleich lautet: Qi- und Blut-Mangel oder Jing-Mangel. Entsprechend dem chinesischen Medizingedanken ist daher auch die Behandlung die gleiche.

Heiße und coole Tipps gegen Heiserkeit und Husten

Besonders in der „Übergangszeit“ vom Winter zum Frühling schwanken Wetterlagen und Temperaturen häufig: die bereits besprochenen „äußeren Krankmacher“ haben Hochsaison. Wer zu Heiserkeit, Bronchitis oder Asthma neigt, der hat hoffentlich rechtzeitig vorgebeugt, beispielsweise mit dem wunderbaren Jade-Windschutz-Schirm, den Sie im Kapitel „Ein Herbst ohne Erkältung“ (Seite 120f.) nachlesen können.

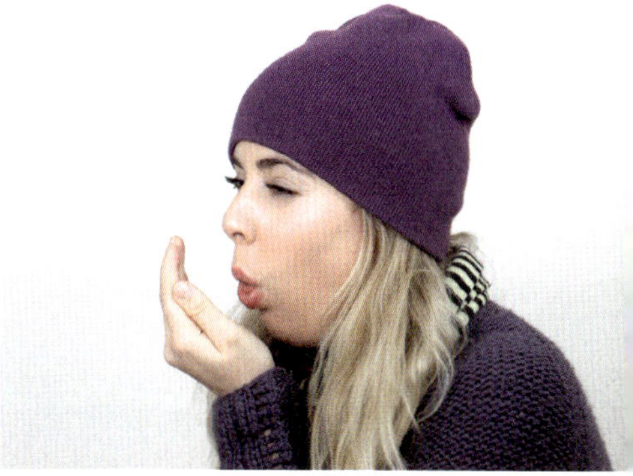

Heiserkeit

Ein heißer Tipp gegen plötzlich auftretende Heiserkeit ist ein Tee aus Sterkulia-Samenschiffchen.

Sterkulia-Tee gegen Heiserkeit

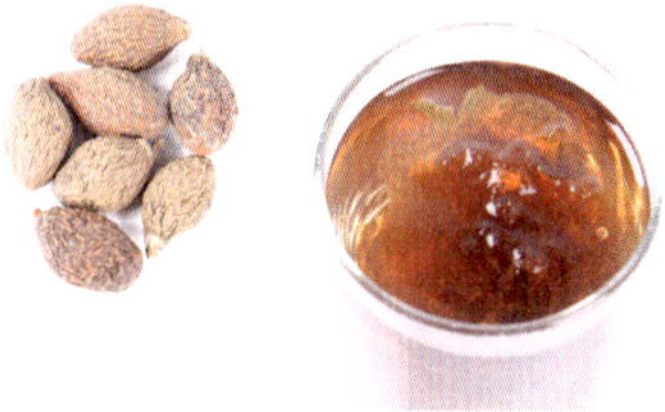

Zutaten für 1 Portion

*2 Sterkulia-Samen**

200–300 ml Wasser

Sterkulia-Samen mit heißem Wasser überbrühen. Die Samenschiffchen entfalten sich zu dunklen, glatt-schlüpfrigen „Wunderblumen“. Die Flüssigkeit ist geschmacksneutral und kann entweder pur getrunken oder als Basis für Tees und Fruchtsaftgemische verwendet werden.
Zur Vorbeugung empfiehlt sich, täglich ein solches Samenschiffchen zu verwenden, bei akuter Heiserkeit zwei bis drei Stück.

Sparsam, wie man in China ist, kann man übrigens die gleichen Samen mehrmals mit heißem Wasser übergießen. In meinem Freundeskreis wird gerne Sterkulia-Tee genommen, meist bevor die Freunde zu ihrem Chorsingen gehen – sie schätzen die vorbeugende Wirkung.

Ein weiterer Tipp gegen Heiserkeit:

Rettichwurzel-Saft

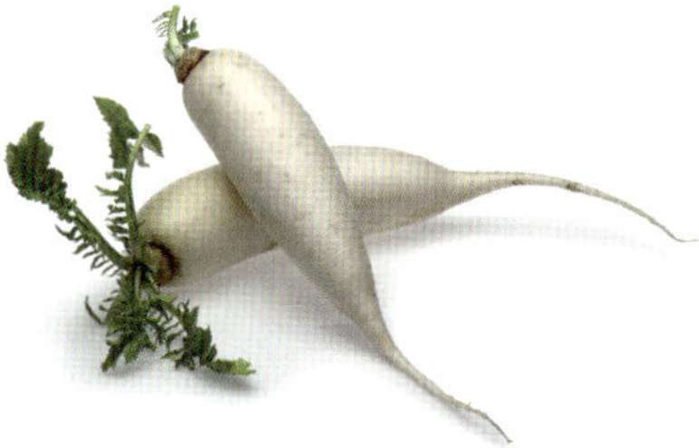

Zutaten pro Portion
1 weiße Rettichwurzel

Die Wurzel im Mixer zerkleinern, dabei zum Mildern eventuell etwas Wasser zugeben. Anschließend durch ein Baumwolltuch pressen.

Auf alle Fälle können Sie Heiserkeit und Husten vorbeugen, indem Sie vorwiegend warm essen.

▲ **Gut bei Heiserkeit und Husten:** Vorwiegend warme Nahrungsmittel, u. a. Mangold, Chinakohl (blanchiert), rote Datteln* (Jujubae Fructus), Goji-Beeren (Bocksdornfrüchte, Lycii Fructus), Walnüsse, Orangen, Mandarinen.

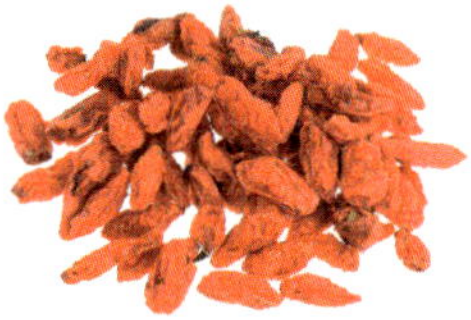

Goji-Beeren

TIPP
Mischen Sie zum Frühstück Goji-Beeren und Walnüsse in Ihr Müsli, sie helfen gegen Heiserkeit und Husten.

Husten

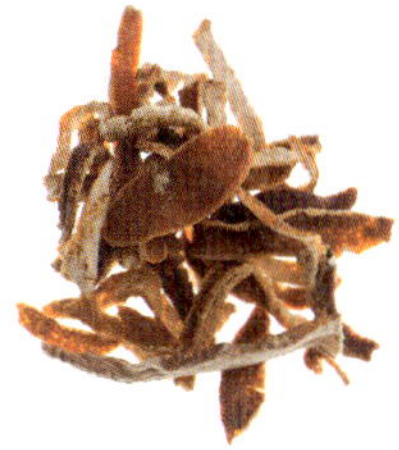

Hat Sie der Husten bereits erwischt, dann wirkt ein Tee aus frischer **Mandarinenschale***, die selbstverständlich nicht gespritzt sein darf, ausgezeichnet.

TIPP

Ein Tee aus frischer Mandarinenschale wirkt ausgezeichnet gegen Husten. Wenn keine Bio-Mandarinen erhältlich sind, behelfen Sie sich am besten mit Scheibchen der kleinen aromatischen Kumquats. Besser wirkt „gereifte Mandarinenschale", Citri reticulatae Pericarpium, chinesisch chen pi, aus der Apotheke!*

Die chinesische Hustenmedizin schlechthin sind **Marillenkerne*** (Armeniacae Semen – xing ren), weil sie den Hustenreiz stillen. Die harte Schale wird aufgeklopft, die braune Innenhaut und die kleine Keimsprosse am schmalen Ende werden entfernt. Achtung! Insbesondere die bitteren Marillenkerne enthalten Blausäure und sind giftig! Eine Überdosis lähmt das Atemzentrum. Kinder sollten keinesfalls mehr als drei bis fünf Stück essen, denn schon 10 bis 20 Stück können Vergiftungserscheinungen hervorrufen. Bei Erwachsenen sind 50–120 Samen tödlich! Man darf außerdem nicht erstaunt sein, wenn der Stuhl weich wird, denn es handelt sich ja um fettige Samen, die den Darm schmieren. Deshalb sind Marillenkerne auch in manchen chinesischen Abführrezepten enthalten.

TIPP

Marillenkerne (Armeniacae Semen) lindern den Hustenreiz. Aber Achtung! Sie enthalten Blausäure – daher nicht zu viel davon essen.*

Auch in der TCM ist die Huflattich-Blüte* (Tussilaginis Flos – kuan dong hua) ein bewährtes Hustenmittel. Da man aber bei uns festgestellt hat, dass die Pflanze krebserregende Substanzen enthalten kann, ist sie vom Markt verschwunden. Als Kind musste ich bei Husten immer Milch mit Honig trinken – ein Hausmittel, das viele von uns kennen. Die TCM verschreibt eine solche Mischung ebenfalls, allerdings nur bei trockenem Husten, wenn man so gut wie keinen Auswurf produziert. Anderenfalls ist Milch nicht sinnvoll, weil sie noch mehr verschleimt.

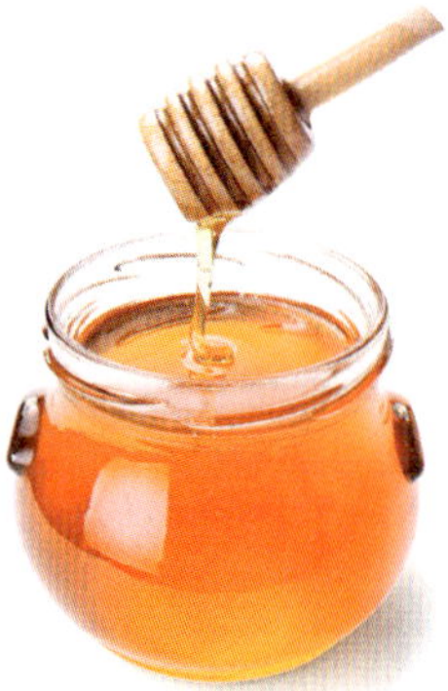

- **Gut bei trockenem Husten:** Honig, Birnenkompott mit Honig und Goji-Beeren, Lycii Fructus, aber auch Schweine- und Entenfleisch, Schweineschmalz, Avocado, Öle und Fette.
  Achtung: Honig ist bei Husten mit viel Schleim nicht sinnvoll.
- **Gut gegen trockenen Reizhusten, aber auch gegen Husten mit gelbem Sekret und Fieber:** Spargel

Dem Spargel verdankt übrigens die TCM ihr Überleben: Im China der Republikzeit, in den 1920er-Jahren, sollte sie im Sinne des damaligen staatlichen Denkens nämlich abgeschafft werden. Ein hoher Beamter litt damals an Tuberkulose mit trockenem Reizhusten und einem unersättlichen Bedürfnis nach Sex mit jungen Mädchen, wobei er sich allerdings regelmäßig blamierte. Entsprechend der TCM litt er an einem ausgeprägten Yin-Mangel, modern ausgedrückt hatte er eine kavernöse Lungentuberkulose. Die modernen Medikamente gegen den TBC-Erreger waren zu dieser Zeit noch unbekannt und die damals moderne westliche Medizin konnte nichts ausrichten. Das TCM-Medikament Asparagi Radix (tian men dong) hingegen brachte schließlich einen so durchschlagenden Erfolg, dass sich der Beamte vehement für die Petition der TCM-Ärzte gegen die Abschaffung der TCM einsetzte. Damit war ihr Fortbestand bis heute gesichert. Übrigens: Der Spargel, den wir essen, ist der junge Stängelspross des Gemüsespargels – Asparagus officinalis. Das chinesische Medikament hingegen ist die Wurzel einer anderen Spargelart, nämlich des chinesischen Spargels – Asparagus cochinchinensis.

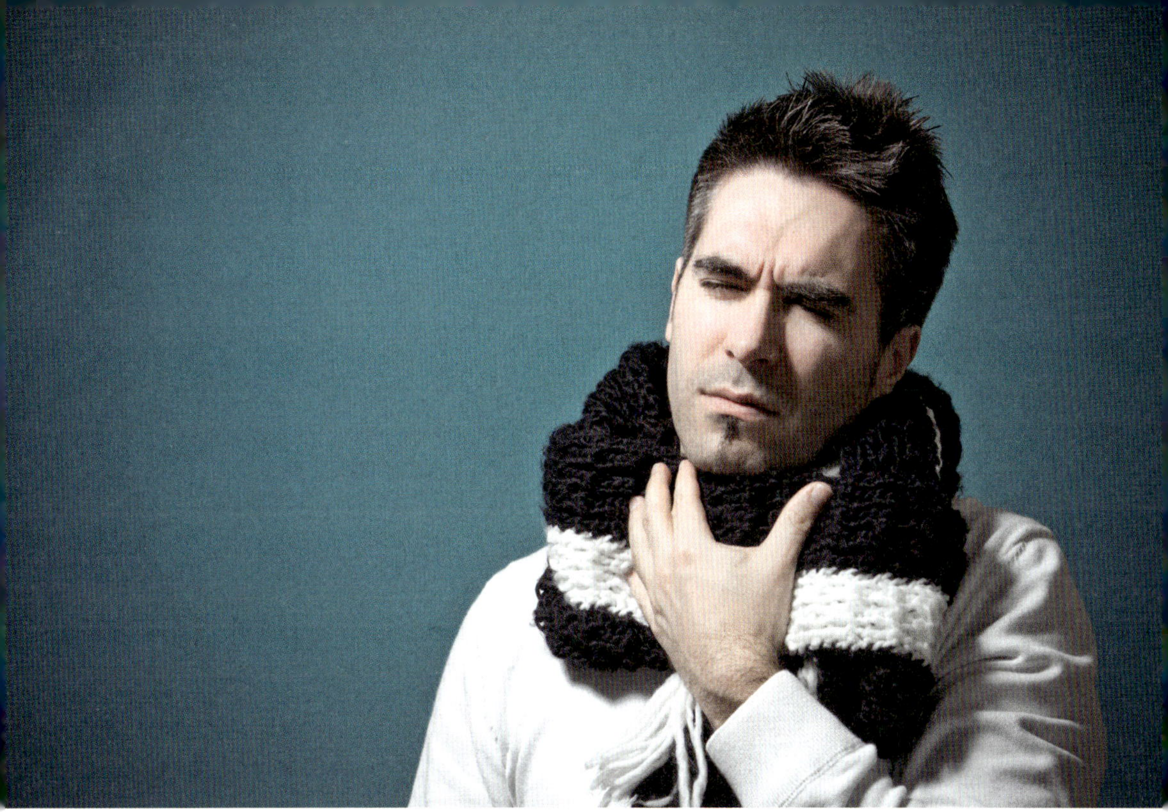

Die Erkältung schlägt zu

Es kitzelt in der Nase und allmählich geht sie zu. Sie frösteln und der ganze Körper schmerzt. Ein klarer Fall: Eine Erkältung will beginnen, aber Sie wollen das nicht! Was passiert hier? Chinesisch gedacht passiert Folgendes: Wind und Kälte sind gerade dabei, von außen in Ihren Körper einzudringen. Das Abwehr-Qi an der Körperoberfläche „kämpft" gegen die Krankmacher und dieser Vorgang beschäftigt es so intensiv, dass es seiner Aufgabe, die Körpertemperatur zu regulieren, nicht ordentlich nachkommen kann. Dadurch frösteln wir. Weil unser Atmungstrakt – Nase, Hals, Lunge – direkt mit der Außenwelt verbunden ist, spüren wir dort die ersten Symptome, und weil alles, was nicht in den Körper gehört, den freien Qi-Fluss blockiert, bekommen wir Nacken-, Kopf- und Gliederschmerzen.

Die Strategie der Wahl ist, die unliebsamen Besucher wieder hinauszuwerfen, oder, in TCM-Diktion: „die Oberfläche zu befreien“. Dazu benützt man gegen Wind und Kälte **scharfe Arzneidrogen**, welche im Körper Wärme erzeugen. Ingwer, Frühlingszwiebel, Schwarznessel-Blätter* und Zimtzweige* sind bekannte Beispiele. Im Grunde gehen wir mit westlichen Hausmitteln ähnlich vor, wenn wir etwa heißen Lindenblütentee* trinken, um Fieber auszuschwitzen, oder Glühwein mit Zucker und Zimt, um uns zu wärmen.

Hat man bereits etwas Fieber, fröstelt aber noch, dann hat sich laut chinesischer Medizin die Kälte in Hitze transformiert und man spricht von „Wind-Hitze“. Hier greift man ebenfalls zu scharfen Arzneidrogen, die aber kühlend wirken, wie Chrysanthemen-Blüten*, Maulbeerblätter* und chinesische Minze* (Mentha haplocalyx, nicht zu verwechseln mit europäischer Minze!).

Diese **Technik des „Befreiens der Oberfläche“** funktioniert allerdings nur so lange, wie die Krankmacher tatsächlich noch an der „Oberfläche“ festhalten. Ein guter Hinweis Ihres Körpers darauf ist es, wenn Sie empfindlich auf Zugluft und Kälte reagieren.

Hat sich eine Erkältung bereits zu einer hochfieberhaften Krankheit mit heftigen Halsschmerzen entwickelt, dann hilft nur noch starker Tobak in Form von Hitze klärenden, „antitoxisch“ wirkenden Arzneien wie Geißblatt-Blüte* und Forsythien-Früchte*.

- ▲ **Gut gegen Wind-Kälte**, d. h. Frösteln, eventuell Schüttelfrost bei ansteigendem Fieber: Ingwer, Zimt, Frühlingszwiebel, Schwarznessel-Blätter*
- ▲ **Gut gegen Wind-Hitze**, d. h. wenn das Fieber schon angestiegen ist, man aber noch fröstelt: Chrysanthemen-Blüten*, Maulbeerblätter* und chinesische Minze*
- ▲ **Gut gegen fieberhaften Infekt mit Halsschmerzen:** Geißblatt-Blüte* und Forsythien-Früchte*

Anfangsstadium – Frösteln

Ingwer-Tee (jiang tang cha) mit Variationen

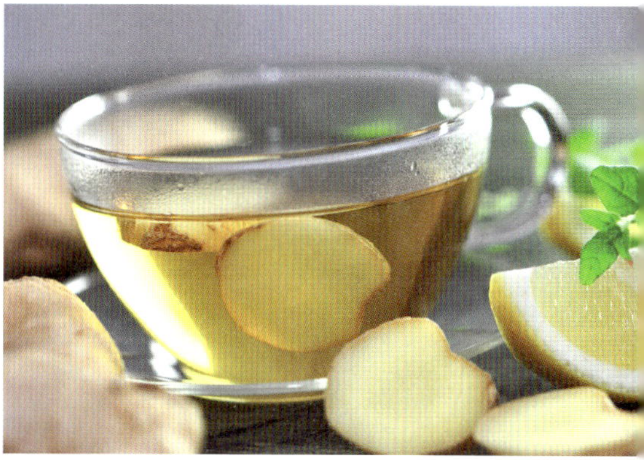

Zutaten für 1 Portion

3 Scheiben frischer Ingwer
brauner Zucker nach Geschmack

Ingwerscheiben mit heißem Wasser übergießen, ziehen lassen, ggf. zuckern und 1–2 x täglich warm trinken.

Dieser Tee schafft nicht nur Erleichterung bei beginnender Erkältung, er wirkt auch gegen Übelkeit und Erbrechen, weil die „Harmonisierung des Magens" eine spezielle Fähigkeit von rohem Ingwer ist. Um alle diese Wirkungen zu verstärken, kann man hinzufügen:

***Variation 1:* Ingwer-Tee mit Schwarznessel-Blättern**
3 g Schwarznessel-Blätter (Perillae Folium) hinzugeben.*

Wenn man stärker schwitzen will, um die Krankmacher schnell loszuwerden:

***Variation 2:* Ingwer-Tee mit Frühlingszwiebel**
Die weißen Anteile von 2 Frühlingszwiebeln mitkochen.

Bei sehr schwachen, entkräfteten Patienten steht man hier vor einem Dilemma: Sie sollen zwar die Krankmacher, nicht aber wertvolle körpereigene Substanz ausschwitzen. Dazu muss man dem Körper etwas geben, woraus dieser Substanz und Flüssigkeit bereitstellen kann. Sinnvoll ist beispielsweise diese Sojabohnen-Suppe:

Sojabohnen-Suppe

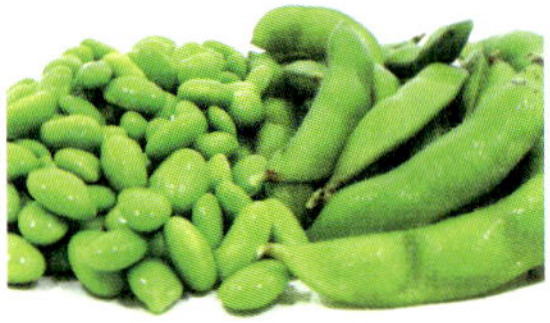

frische Sojabohnen

Zutaten für 1 Portion

10 g fermentierte Sojabohnen, über Nacht eingeweicht*

50 g Reis

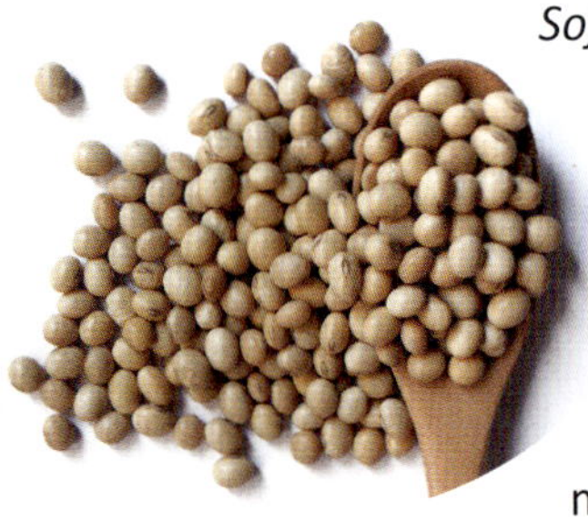

fermentierte Sojabohnen

Sojabohnen über Nacht einweichen. Anschließend mit dem Reis in 1 knappen Liter Wasser mindestens 40 Minuten kochen und zusammen mit den schweißtreibenden Arzneien (Ingwer, Zimt, Frühlingszwiebel) als Suppe essen.

Bei der folgenden Formel handelt es sich nicht um Selbstgekochtes, sondern um eine klassische Rezeptur, deren Zutaten man immer zu Hause haben sollte:

Zimtzweige-Dekokt* (gui zhi tang)

Lassen Sie sich diese Rezeptur in der Apotheke mischen.

Zutaten für 1 Tagesdosis

9 g Zimtzweige (Cinnamomi Ramulus)*

9 g frischer Ingwer

9 g Pfingstrosenwurzel, geschält (Paeoniae Radix alba)*

12 Stück rote Datteln (Jujubae Fructus)*

6 g Süßholzwurzel (Glycyrrhizae Radix praep.)*

Die Mischung mit 200–300 ml Wasser als „Suppe" (Dekokt) zubereiten, die Flüssigkeit abseihen und über den Tag verteilt in drei Portionen trinken.

Die Zusammensetzung ist schlichtweg genial: Ingwer und Zimtzweige wirken schweißtreibend, rote Datteln, Pfingstrosenwurzel und Süßholzwurzel verhindern, dass Substanz oder Flüssigkeit angegriffen werden; Süßholz harmonisiert, das heißt, es macht die Mischung gut verträglich, zusätzlich stärkt es Qi.

Gegen die Nacken- und hohen Rückenschmerzen, die eine Erkältung häufig begleiten, hilft diese Rezeptur innerhalb einer Stunde, wenn man noch folgende Arznei dazumischen lässt:

Zimtzweige-Dekokt* mit Kudzu gegen Erkältungsschmerzen

12 g Kapoubohnenwurzel (Kudzu-Wurzel, Puerariae Radix)*

Zur genannten Mischung hinzufügen lassen und wie oben zubereiten.

Die Kapoubohnenwurzel, Pueraria, gehört zur gleichen Pflanzenfamilie wie die Fisole. Hier wird allerdings nicht die Frucht oder der Samen verwendet, sondern die Wurzel, welche ein kühler, scharfer Oberflächenbefreier ist – mit einem angenehmen Nebeneffekt: Sie entspannt die Muskulatur.

Erkältung mit Fieber

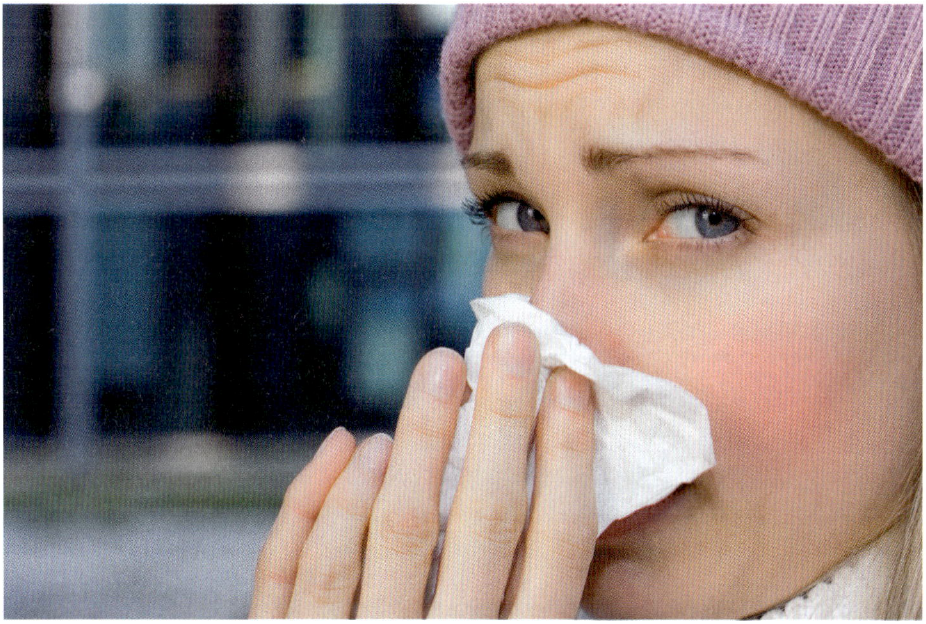

Die Erkältung schlägt zu

Wenn Sie bereits Fieber haben und trotzdem den Alltag bewältigen müssen, dann empfiehlt sich folgende Mischung:

Drei-Blumen-Tee* (san hua cha) gegen Fieber, Halsschmerz und Karbunkel (Eiterbeule)

Zutaten für 1 Tagesdosis

10 g Chrysanthemen-Blüten (Chrysanthemi morifolii Flos)*

15 g Geißblatt-Blüten (Lonicerae Flos)*

3 g Jasmin-Blüten (Jasmini Flos)*

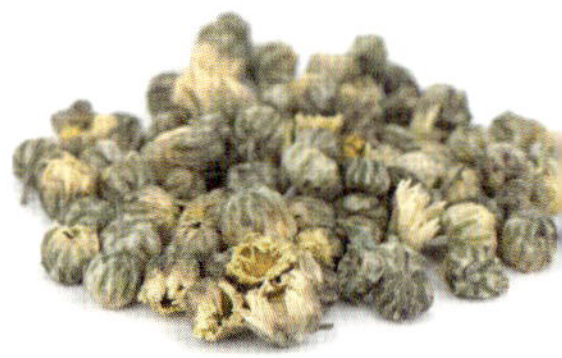

Chrysanthemen-Blüten

Die Blütenmischung mit kochendem Wasser übergießen und zugedeckt 10 Minuten ziehen lassen. Noch warm trinken.

Dieser Tee beinhaltet die Quintessenz zweier klassischer chinesischer Formeln, die man gegen Wind-Hitze und „toxische Hitze" anwendet. Unter Letzterer versteht man in der westlichen Medizin eine starke Halsentzündung, von den Patienten oft beschrieben als „Glasscherben im Hals". Dagegen wirkt die duftende Geißblatt-Blüte hervorragend. Die Chrysanthemen-Blüte wiederum öffnet die Oberfläche, ist aber kühl; und der Jasmintee duftet und kühlt ebenfalls.

Sommerleiden: Insektenstiche, Sonnenallergie

Insektenstiche

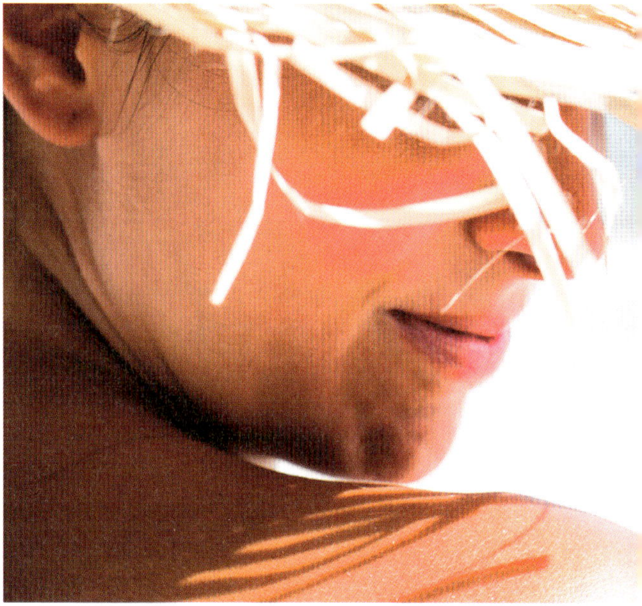

Im Sommer schwärmen sie gerne aus, die kleinen Blutsauger, die Stechmücken. Und auch Bremsen, Wespen und Bienen sind aktiv. Stechmücken- und sonstige juckende Insektenstiche sind an sich in unserem Klima harmlos, wenn man vom Biss – nicht Stich! – der Zecke absieht. Gegen den Juckreiz und auch gegen Schmerzen und Schwellungen nach Wespen- und Bienenstich hilft meiner Erfahrung nach **Breitwegerich** vorzüglich. Diese Pflanze kennen Sie sicherlich, denn sie ist bei uns weit verbreitet. Auf Chinesisch heißt sie che qian cao, wörtlich übersetzt „Kraut vor dem Wagen“. Tatsächlich wächst der Breitwegerich häufig „vor dem Wagen“, d. h. auf erdigen Fahrwegen, aber er kann sich auch als Unkraut in mäßig gepflegten Wiesen breitmachen. Als Kinder sammelten wir die Samen- bzw. Fruchtstände als „Vogelwürstchen“ für den Kanarienvogel der Oma. Im konkreten Fall, wenn uns ein Wespenstich schmerzt oder uns ein Mückenstich bis zum Verrücktwerden juckt, hilft ein Breitwegerich-Blatt, das wir zwischen den Fingern mürbe reiben und dann auflegen.

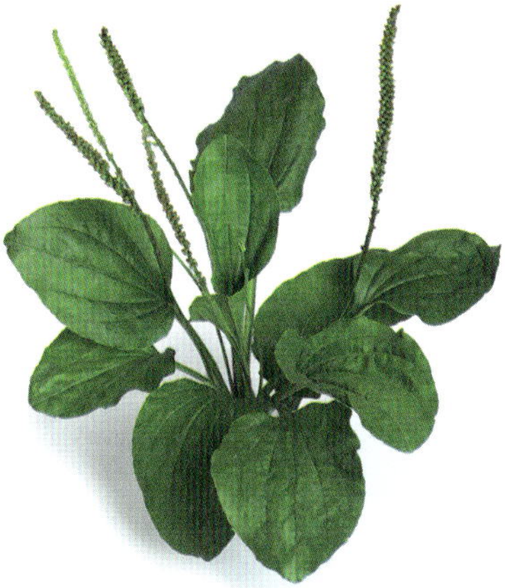

Breitwegerich

TIPP

- *Zerreiben Sie ein Breitwegerich-Blatt zwischen den Fingern, bis es so richtig mürb ist, und legen Sie es dann auf die schmerzende oder juckende Stelle. Der Effekt ist verblüffend!*
- *Etwas Gurken- oder Zwiebelsaft auf ein Wattepad träufeln und mit diesem auf den Stich auflegen.*
- *Einen Teebeutel von ausgekochtem grünem Tee auf den Stich auflegen.*

Selbstverständlich beugt diese einfache Behandlung nicht Allergien vor und sie kann auch nicht vor den beiden „Zeckenkrankheiten“ Borreliose und FSME schützen. Bildet sich um einen Zeckenbiss ein wachsender roter Ring, muss man unbedingt zum Arzt! Und vergessen Sie nicht auf die FSME-Impfung!

Sonnenallergie

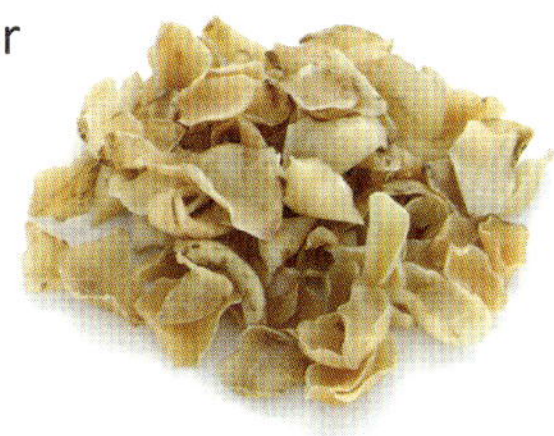

Lilienzwiebel

Mithilfe von chinesischer Medizin kann man sehr gut einer Sonnenallergie vorbeugen: Es gibt eine Formel namens Bai he gu jin tang – wörtlich übersetzt „Lilien-Metall sichernde Suppe“. Wichtigste Arznei darin ist die **Lilienzwiebel***, welche bai he heißt, wörtlich übersetzt „hundert Treffen“. Sie besteht aus vielen kleinen Teilzwiebelchen (bai = hundert, steht oft auch für „viele“): Eigentlich „sichert“ die Formel die Lunge, die mit dem Element Metall assoziiert wird. Die Lunge wiederum beeinflusst den Zustand der Haut. Die Formel enthält Blut und Yin aufbauende, kühlende und befeuchtende Arzneien.

Lassen Sie sich diese für etwas länger als die Dauer Ihres Sonnenurlaubes von Ihrem TCM-Arzt verschreiben. Beginnen Sie mit der Einnahme vier Tage bevor Sie in die Sonne gehen, und nehmen Sie sie weiter ein, solange Sie sich der Sonne aussetzen. Man kann übrigens auch eine herrlich angenehme Salbe gegen Sonnenbrand damit produzieren. Dazu verwendet der Apotheker eine feine befeuchtende Salbengrundlage und mischt 5–10 % der fertigen „Suppe“ darunter.

TIPP

„Lilien-Metall sichernde Suppe*" aus der Apotheke

Ersuchen Sie Ihren Arzt um ein Rezept für diese Mischung. Die Formel enthält kühlende und befeuchtende Arzneien. Wendet man sie gegen Sonnenallergie an, dann werden noch 10 % Anemarrhenae Rhizoma (zhi mu), eine weitere kühlende Arznei, hinzugefügt.

Für eine Salbe gegen Sonnenbrand werden 5–10 % der „Suppe" in eine befeuchtende Salbengrundlage gemischt.

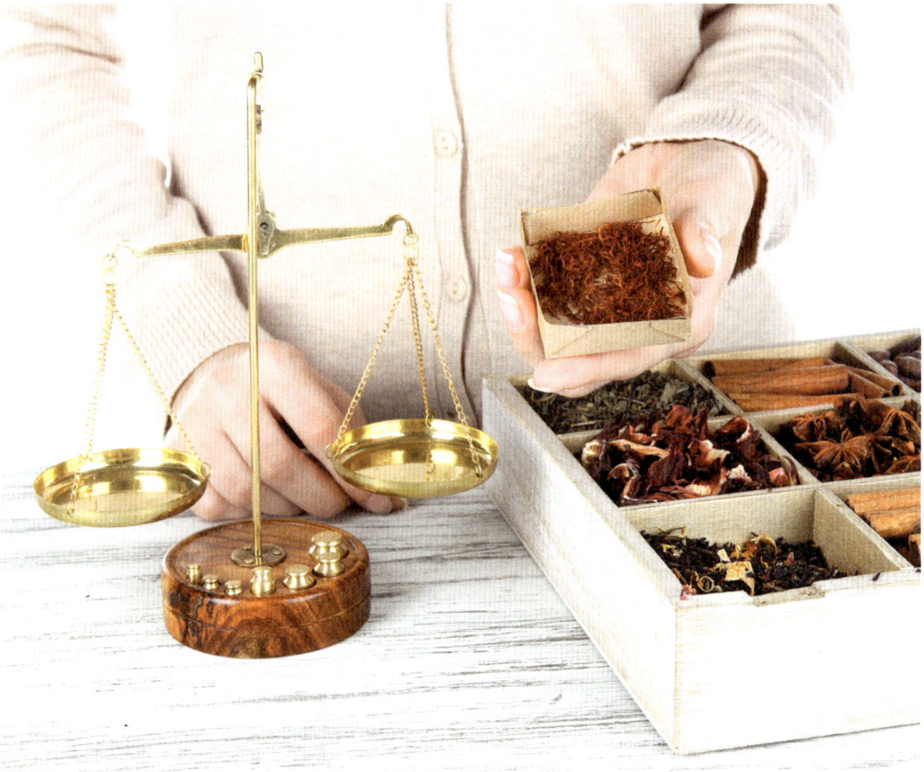

Der Apotheker stellt Ihnen die gewünschte Mischung zusammen.

Sommerzeit – Reisezeit: Wie man Übelkeit und Reisekrankheit vorbeugen kann

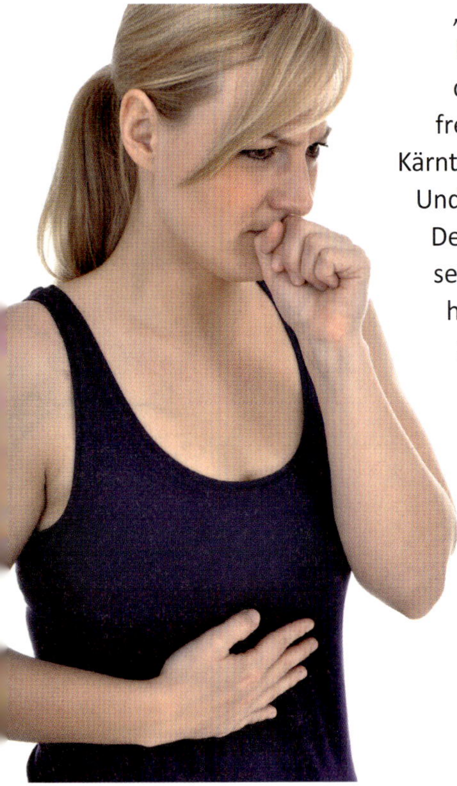

„Wenn einer eine Reise tut, dann kann er was erzählen!“ Wenn ich diesen herrlich banalen Spruch höre, dann habe ich noch immer die Histörchen einer Jugendfreundin im Ohr. Während einer Autofahrt von Wien nach Kärnten ging das alle paar Kilometer so: „Da war ich schon! Und da war mir schlecht!“ Darüber hinaus hat sie uns mit Detailschilderungen ihrer Übelkeit erfreut. Während unserer Reise wurde ihr übrigens nicht übel. Als Maßnahme hat sie nämlich ununterbrochen gegessen. Anderen wäre zwar allein von der Menge des Essens schlecht geworden, aber trotzdem – den Magen zu beschäftigen kann durchaus wirksam sein.

Die moderne westliche Medizin interpretiert die Neigung zu Reisekrankheit als Übererregbarkeit des Gleichgewichtsorganes. Laut TCM sind Übelkeit und Erbrechen eine natürliche Reaktion des Magens auf alle Reize, die ihm nicht behagen. Diese Reaktion nennt man in der TCM „Rebellion des Magen-Qi“. So manchem Organismus behagen eben das Rütteln, Schütteln und insbesondere die Kurven nicht. Die natürliche Energie des Magens hat entsprechend der Peristaltik von oben nach unten zu gehen – wenn sie „rebelliert“, geht sie von unten nach oben. Meine Freundin jedenfalls hat durch ständiges Verzehren von Wurstsemmeln, Bananen und anderen Snacks ihr Magen-Qi immer wieder in die richtige Richtung gebracht.

Nun ist das ständige Essen aber nicht jedermanns Sache. Zum Glück gibt es auch „chinesische Maßnahmen“ dagegen, einige davon sind durchaus bekannt: zum Beispiel **Ingwer**.

TIPP

*Ingwer ist ein wirksames Mittel gegen Reisekrankheit.
Kauen Sie auf der Fahrt Ingwerstückchen, oder bereiten Sie vor Reiseantritt einen Tee aus zehn frischen Ingwerscheiben und einem halben Liter Wasser. Diesen können Sie in einer Thermosflasche warm mitnehmen und bei Bedarf in kleinen Schlucken trinken.*

Eine wesentlich elegantere Methode ist hingegen die Sache mit der Pflaume: Eine spezielle Frucht, die sogenannte **schwarze** oder **japanische Pflaume*** (Mume Fructus – chinesisch wu mei), auch Umeboshi genannt, wird im Nabel fixiert und wirkt so gegen Übelkeit.

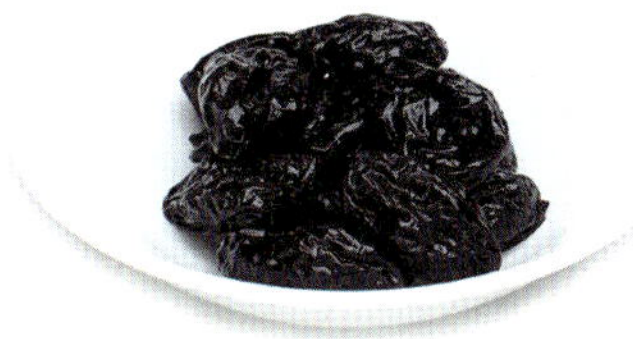
schwarze Pflaumen

TIPP

Besorgen Sie sich in einer Apotheke, die auch chinesische Arzneidrogen führt, die schwarze Pflaume (wu mei). Sie wird einfach mit einem hautfreundlichen Pflaster im Nabel fixiert, und schon ertragen Sie auch kurvenreiche Strecken mit einem Lächeln!*

An sich gehört die „schwarze Pflaume" zu den stabilisierenden Arzneidrogen, die „Verlust verhindern". Der Nabel liegt zentral im Körper, zumindest tiefer als Magen und Speiseröhre. Die stabilisierende Arznei, dort angebracht, verhindert, dass das Magen-Qi unbotmäßig aufsteigt.
Diese einfache Methode bewährt sich auch bei Kindern, die sich beim Sonntagsausflug nicht selten im Auto übergeben.
Und – ganz wichtig – sie bewährt sich auch bei Übelkeit als Nebenwirkung einer Chemotherapie.

Sommer- und Reiseleiden: akuter Durchfall

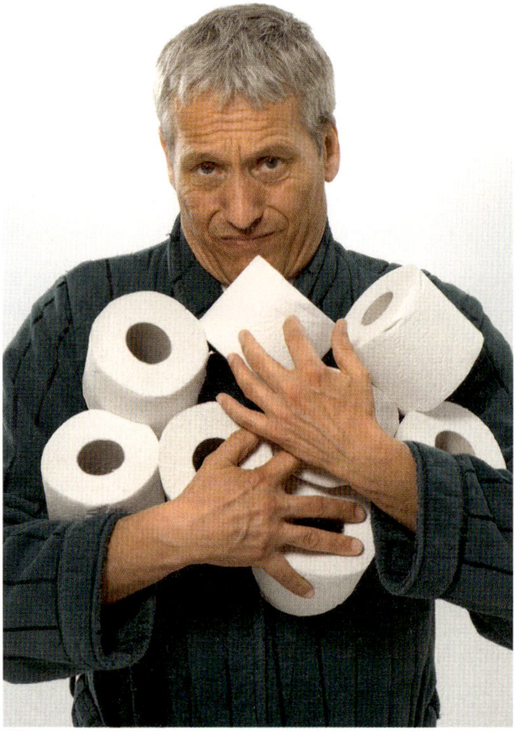

Lassen Sie mich mit einem Erlebnis beginnen, das nun fast 30 Jahre zurückliegt: Auf dem Flug von London nach Fidschi ertönt bereits zum zweiten Mal der Schreckensruf „Ist ein Arzt an Bord? Bitte melden!“ Ein am Ort des Geschehens anwesender Kollege macht sich bei meinem Auftauchen mit den Worten „Ich bin nur Zahnarzt!“ schleunigst aus dem Staub. Das Szenario ist gespenstisch: Eine alte Dame sitzt bleich und zitternd, in einen Nerz gehüllt, auf der Toilette, sie erbricht und hat Durchfall. Wahrscheinlich hat sie eine Lebensmittelvergiftung erlitten. Dass sie nur dänisch spricht, macht die Sache nicht einfacher. Der Captain lässt fragen, ob er auf Island zwischenlanden oder weiterfliegen soll. In der Bord-Apotheke findet sich zwar ein Defibrillator, der sinnvoll ist bei Herzstillstand, aber kein Medikament gegen akuten Brechdurchfall. Die Dame bekommt Akupunktur am Punkt Perikard 6 (Unterarm-Innenseite – lindert Übelkeit), viel sehr starken schwarzen Tee mit reichlich Zucker, wird in einer freien Sitzreihe hingelegt und fest zugedeckt. Der Flug kann fortgesetzt werden und mein Mann und ich wechseln in die erste Klasse, wo man uns mit feinen Speisen und Getränken verwöhnt. Eine Zwischenlandung in Island wäre der Fluggesellschaft wesentlich teurer gekommen!

TIPP bei Durchfall

Als Erstmaßnahme kochen Sie starken schwarzen Tee und süßen ihn mit Zucker – am besten mit Kandiszucker. Das hilft, um Durchfall möglichst schnell zu stoppen.

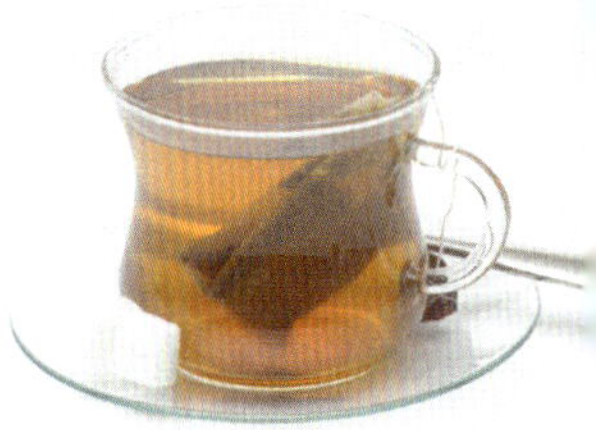

Schwarzer Tee ist gleich mehrfach wirksam: Zunächst wird verlorene Flüssigkeit dadurch aufgefüllt. Die im Tee enthaltene Gerbsäure wirkt zusammenziehend. Zucker gibt zudem neue Kräfte.

Ein anderes Durchfall hemmendes Mittel wurde schon im Zusammenhang mit der Reisekrankheit erwähnt (Seite 103): Es ist die schwarze Pflaume*, auf Chinesisch wu mei, und für gewöhnlich unter ihrem japanischen Namen Umeboshi in Apotheken erhältlich. Während des beschriebenen Flugs habe ich diese wunderbare Arznei herbeigesehnt, ebenso wie ein wenig Ingwer.

TIPP bei Durchfall mit Frieren

Einige Ingwerstückchen zum Kauen oder ein Tee aus zehn frischen Ingwerscheiben und einem halben Liter Wasser schaffen Abhilfe.

Ingwer entwickelt Wärme und ist daher besonders sinnvoll, wenn dem Patienten kalt ist und wenn der Stuhl nicht allzu stark stinkt. Durch seine entgiftende Wirkung leistet er aber auch wertvolle Hilfe bei Brechdurchfällen durch verdorbene Lebensmittel!
Wenn die Situation nicht ganz so dramatisch ist, dann sollte man stärker auf die Begleitsymptome achten. Auch sie ordnet die Traditionelle Chinesische Medizin entsprechenden Ursachen und Umständen zu:

Ist der Durchfall akut, stinkend und schmerzhaft, dann handelt es sich im chinesischen Sinn wahrscheinlich um eine Kombination von Feuchtigkeit und Hitze oder gar um „toxische Hitze“. Damit sind ruhrartige Durchfälle mit blutigen, schleimigen oder eitrigen Stuhlauflagerungen gemeint. Dafür wird entweder sehr starker grüner Tee oder ein Tee aus getrockneten Mandarinenschalen und Rettichsamen empfohlen.

Mandarinenschalen-Tee gegen Durchfall

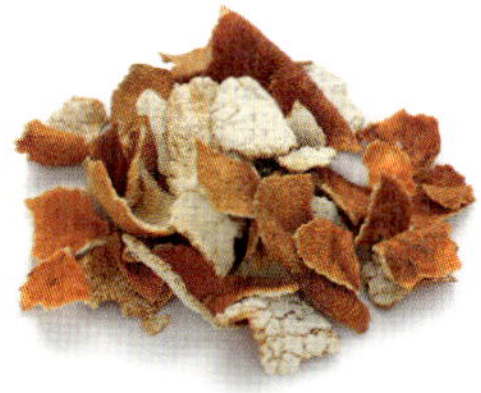

Mandarinenschalen

Zutaten für 1 Portion

6 g getrocknete Mandarinenschalen (chen pi)*

6 g Rettichsamen (lai fu zi)*

Mandarinenschalen und Rettichsamen mit 250 ml kochendem Wasser übergießen und mehrmals am Tag warm trinken.

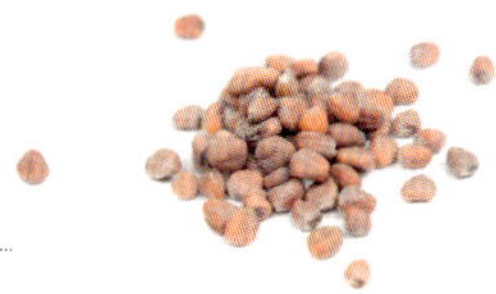

Rettichsamen

Mandarinenschalen bewegen Qi, Rettichsamen helfen Fett zu verdauen. Auch die **Früchte des Weißdorns*** (Crataegi Fructus – shan zha) tun gute Dienste. Crataegus wird bei uns seit Langem als Herzmittel verwendet, während er in der chinesischen Medizin von alters her als Verdauungshilfe für Eiweiß und Fett gilt und darüber hinaus gegen Durchfall wirkt. Erst neuerdings ist er auch in chinesischen Herz-Formeln zu finden, weil aufgrund der westlichen Forschung bekannt wurde, dass die Weißdorn-Früchte ein herzwirksames Glykosid enthalten. Da sieht man wieder einmal, wie fruchtbar die Zusammenarbeit von Ost und West sein kann!

Insbesondere bei ruhrartigen Durchfällen ist die Stärke der Pueraria-Wurzel* (auch **Kudzu-Wurzel** genannt) angezeigt. Sie wirkt auch krampflösend.

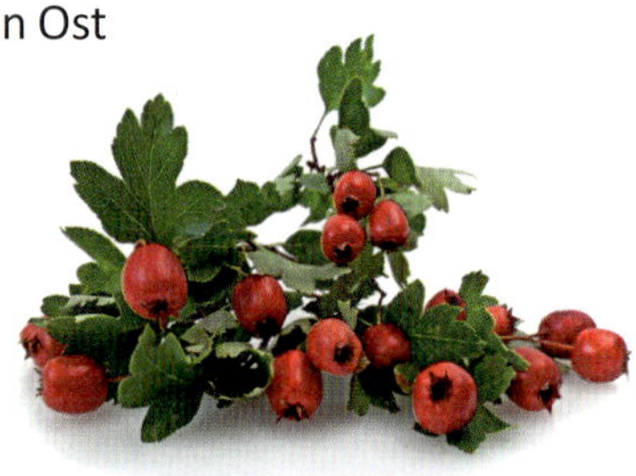

Weißdorn-Früchte

Abschließend noch ein Rezept, um die Darmschleimhaut zu schützen – mit einer Art Porridge:

Reis-Porridge

Zutaten für 1 Tagesmenge

50 g Reis

10 g grüne oder schwarze Teeblätter (nach Geschmack)

Zucker nach Geschmack

Reis und Teeblätter in 1½ Litern Wasser verkochen. Den weich gekochten Reis zu Brei verarbeiten oder pürieren und nach Geschmack mit Zucker süßen.
In zwei Portionen als Suppe verspeisen.

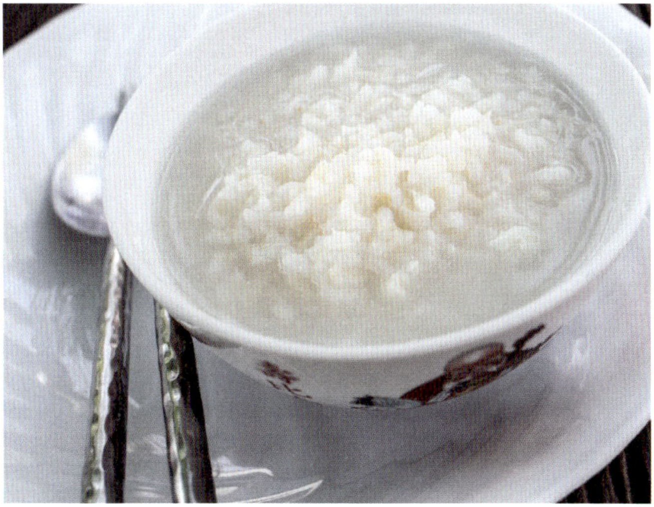

Dieses Rezept verfolgt eine geschickte Doppelstrategie: Die Teeblätter beruhigen den Durchfall und der Reisbrei schützt die Darmschleimhaut.

Was tun, wenn die Verdauung einmal nicht funktioniert?

Vielleicht planen Sie demnächst eine Reise? Dann kennen Sie das bestimmt: Man ist unterwegs – und man *kann* einfach nicht auf die Toilette gehen. Also, was tun? Zunächst einmal nicht nervös werden: Es muss nicht jeden Tag sein, auch wenn uns das die Werbung weismachen will. Der Stuhlgang wird vom unwillkürlichen Nervensystem gesteuert, das sehr sensibel auf abgeänderten Tagesrhythmus, ungewohnte Kost und Umgebung, hygienische Verhältnisse und vor allem auf Stress reagiert. Nun gibt es ja bei uns ausreichend Abführmittel, die schnell Abhilfe schaffen. Die meisten enthalten Anthrachinon und verwandte Substanzen, die man auch in chinesischen Abführmitteln findet, z. B. in Rhabarberwurzel, Aloe und Sennesblättern. Gegen eine einmalige Einnahme ist nichts einzuwenden, aber auf Dauer führen sie zur Gewöhnung, sodass man „ohne" bald überhaupt nicht mehr kann. Wer solche Abführmittel vermeintlich wegen der „Linie" längere Zeit einnimmt, der wird davon nicht schlank, sondern krank.

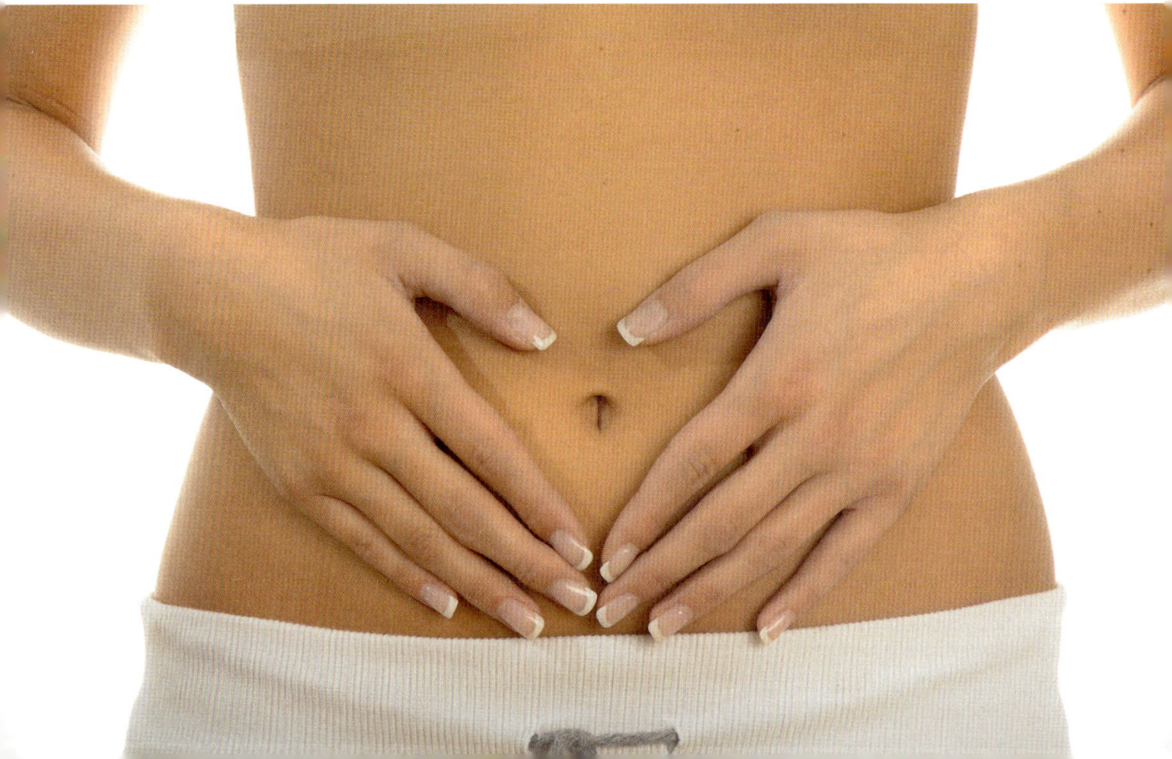

Wichtig ist, die Darmschleimhaut ausreichend zu befeuchten! Wenn Sie auf der Reise in einem guten Hotel untergebracht sind, dann hilft die sorgfältige Auswahl von der Speisekarte.
In China fehlt bei keinem Frühstück das Reis-Congee. Das ist ein lange mit viel Wasser gekochter Reisbrei, der nach nichts schmeckt und mit Erdnüssen, Salzgemüse oder sonstigen Zutaten gegessen wird. So etwas sucht man bei uns vergeblich, aber es gibt viele andere Möglichkeiten, die Verdauung anzuregen: Suppen und lauwarmes Wasser leisten hier gute Dienste.

TIPP

Wenn in Ihrem Hotel zum Frühstück Suppe angeboten wird, dann unbedingt davon nehmen! Gute Dienste leistet auch lauwarmes, schwach gesalzenes Wasser auf nüchternen Magen.

Wichtig ist, dafür zu sorgen, dass ausreichend Substanz zur Stuhlbildung vorhanden ist, Sie sollten also viel faserreiche Kost und ausreichend Flüssigkeit zu sich nehmen.
Zum Süßen verwenden Verstopfte am besten Honig, weil er den Darm befeuchtet. Auch Maltose und Kandiszucker sind geeignet. Salz ist gut, besonders Meersalz, weil es den Stuhl aufweicht. Allerdings Vorsicht bei Nierenschaden oder Bluthochdruck!
Ganz gegen ihre sonstigen Gepflogenheiten empfiehlt die chinesische Diätetik bei bestimmten Formen der Verstopfung Säfte und eine Art Salat aus (fast) rohem Gemüse.

▲ **Gut:** Nahrungsmittel, die die Verdauung fördern, weil sie den Darm „schmieren": Nüsse und fettige Samenkörner. Besonders zu empfehlen sind Mandeln,

Erdnüsse und Sonnenblumenkerne, Walnüsse sind besonders sinnvoll für „erfrorene" Typen.

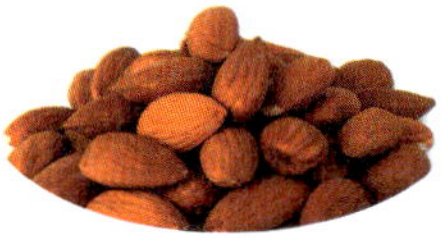

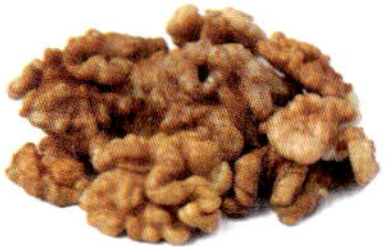

- Öl befeuchtet den Darm, besonders zu empfehlen sind Sesam-, Sonnenblumen-, Raps-, Walnuss- und Kürbiskernöl
- viel Gemüse, besonders zu empfehlen sind Spinat, Mangold, Karotten, (weißer) Rettich, Spargel, Tomaten, Lauch, Brokkoli und Karfiol, Fenchel, Linsen, Avocado, Bambus und Artischocken
- viel Obst, speziell Banane, Papaya, Marille, Weintraube, Pflaume, Dattel und Feige. Hitzigen Typen tun Wassermelone und Birne gut
- Getreide und Hülsenfrüchte, z. B. schwarze Sesamsamen, Weizen und Sojabohnen, insbesondere in gekeimter Form

▼ **Schlecht:** Gegrilltes oder scharf Gebratenes, insbesondere Fleisch. Und wenn schon, dann noch am ehesten gedünstetes Enten- oder Schweinefleisch zusammen mit Gemüse. Auch bei chronischer Verstopfung macht man am besten einen Bogen um alles Herb-Bittere und Saure, scharfe Gewürze, Knoblauch, Mohn, starken Tee oder Kaffee und harte Getränke.

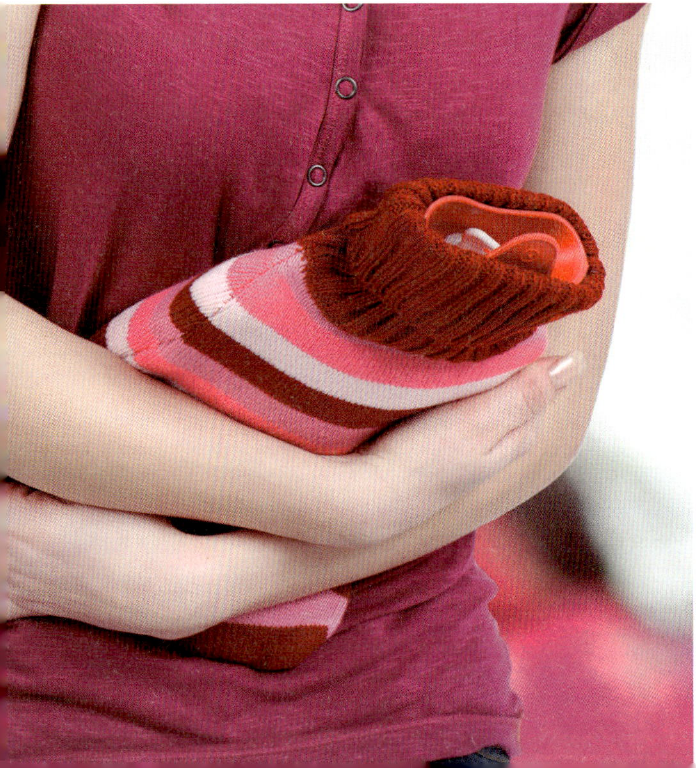

Verstopfung

Eine Verstopfung ist lästig, eine länger anhaltende Verstopfung oder Obstipation, wie es medizinisch heißt, umso mehr. Doch dagegen lässt sich etwas unternehmen. Entscheidend im Sinne der chinesischen Medizin ist, welche Schwäche oder Störung der Verstopfung zugrunde liegt. Die folgende Rezeptur kann man jedoch praktisch bei jeder Form von Verstopfung anwenden.

Reis-Sesam-Suppe gegen Verstopfung

Zutaten für 1–2 Portionen

50–100 g Reis (nach Geschmack)
30 g schwarze Sesamsamen
Honig nach Geschmack

Reis in 800 ml Wasser 40 Minuten kochen. Sesamsamen zerkleinern (zerstampfen) und anschließend einrühren. Mit Honig nach Geschmack süßen und als Suppe essen. Wer es lieber salzig will, fügt Salz zu.

Viele Rezepte und Ideen zur Linderung der Obstipation verdanken wir dem großartigen Buch von Wu Yanping, die eine Ernährungstherapie mit chinesischen Kräutern beschreibt.

Der chinesischen Medizin zufolge gibt es folgende Formen länger anhaltender Verstopfung:

Qi-Mangel-Obstipation

Dabei handelt es sich um eine Schwäche des Verdauungssystems, die angeboren, aber auch durch Fehlernährung und Bewegungsmangel erworben sein kann. Man spricht hier von „Darmträgheit". Obwohl der Stuhl nicht hart ist, wird der Stuhlgang zur Qual. Nach der mühsamen Entleerung ist man oft völlig erschöpft. Hier hilft folgendes Rezept:

Milch-Reis-Suppe mit Sesam

Zutaten für 1–2 Portionen

50–100 g Reis
30 g schwarze Sesamsamen
250 ml Milch
evtl. 30 g klein geschnittene Feigen
Zucker oder Honig nach Geschmack

Grundrezept zubereiten und gegen Ende der Kochzeit Milch zugeben. Nach Geschmack Feigen kurz mitkochen. Sehr gut wirken auch Dörrpflaumen, die man vorher mehrere Stunden einweicht. Zum Süßen Zucker oder besser Honig nach Geschmack beigeben.
Die Milch-Reis-Suppe auf nüchternen Magen essen.

Blut-Mangel-Obstipation

Diese Form der Verstopfung tritt bei Blutarmut auf, die sich aber (noch) nicht im Blutbild zeigen muss. Häufig sind Vegetarier betroffen, ebenso Frauen, insbesondere durch zu starke Regelblutungen oder nach Geburten. Der Stuhl ist sehr hart, der Stuhlgang erschöpft. Der Mangel zeigt sich jedoch auch am restlichen Körper: Gesicht, Lippen und Zunge sind blass, Nägel und Haare sind glanzlos und brüchig. Oft sind die Betroffenen weinerlich und leiden an Minderwertigkeitsgefühlen.

Dattel-Pilz-Suppe

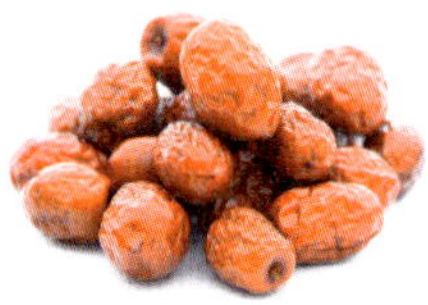
rote Datteln

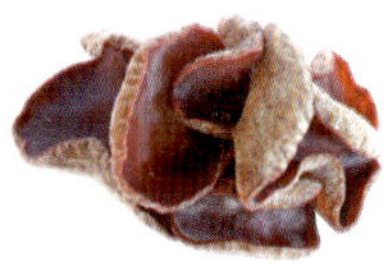
Judasohren

Zutaten für 1 Portion
*15 Stück rote Datteln**
10 g Judasohren (Vitalpilze)*

Die Pilze etwa eine Stunde einweichen und zusammen mit den Datteln in ½ Liter Wasser 40 Minuten kochen. Nach Belieben mit Honig oder Kandis süßen.
Die Suppe 1 x täglich essen.

Sesam-Angelika-Reis-Suppe mit Marillenkernen

Zutaten für 1–2 Portionen
50–100 g Reis (nach Geschmack)
60 g schwarze Sesamsamen
30 g Marillenkerne (Armeniacae Semen)*
10 g chinesische Angelika-Wurzel (Engelwurz, Angelica sinensis Radix)*
Honig nach Geschmack

Alle Zutaten zusammen für 40 Minuten in 1 Liter Wasser kochen. Die Angelika-Wurzel herausnehmen und den Reis mit Honig, Kandis oder Zucker süßen.
1 x täglich als Suppe essen.

Süßkartoffel-Suppe mit Schweinefleisch

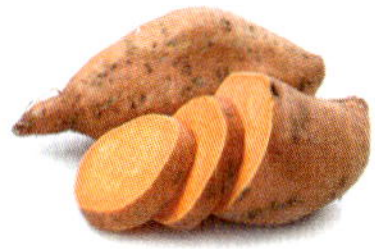

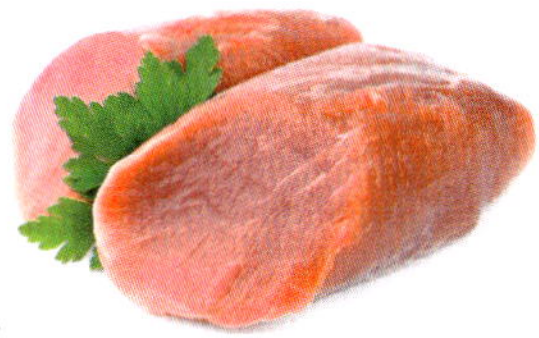

Zutaten für 1–2 Portionen
300 g Süßkartoffeln
60 g Schweinefleisch, mager

Kartoffeln und Schweinefleisch klein schneiden, in ½ Liter Wasser 40 Minuten kochen, anschließend salzen und nach Belieben würzen.
1–2 x pro Woche als Suppe essen.

Yang-Mangel-Obstipation

Wenn Sie leicht frieren, stets kalte Hände und Füße haben, wenn Sie sich auf der Toilette schwertun, den eher weichen Stuhl abzusetzen, Ihnen dabei der Schweiß ausbricht und Sie manchmal dabei fast kollabieren, dann sollten Sie folgende einfache Rezepturen in Ihr Frühstück einbeziehen und auch in Ihrem Reisegepäck mitführen:

Sesam-Walnuss-Pulver

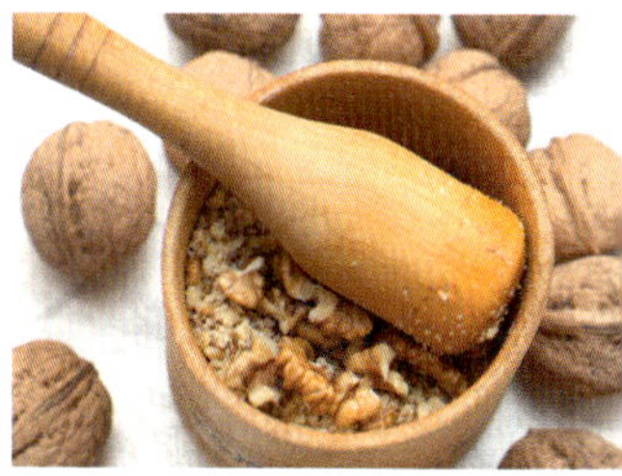

Zutaten für ca. 4–5 Tage
50 g schwarze Sesamsamen
100 g Walnüsse
Zum Anrühren: Wasser, Honig, evtl. etwas Sesam- oder Walnussöl

Sesam und Walnüsse im Backofen bei 100 °C rösten, anschließend im Mörser zerstampfen und in einem gut verschließbaren Gefäß aufbewahren.
Auf nüchternen Magen täglich einen Esslöffel mit Wasser und Honig vermengt einnehmen. Besonders gut entfaltet sich die Wirkung, wenn man etwas Sesam- oder Walnussöl dazugibt – diese Mischung schmeckt auch hervorragend!

Ingwer-Tee mit Sesamöl

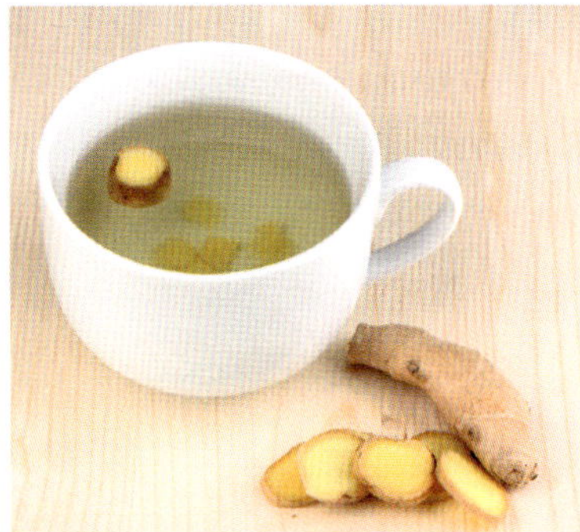

Zutaten für 1 Tagesdosis

10 g frischer Ingwer

1 EL Sesamöl

Ingwer in Scheiben schneiden und 5 Minuten in 300 ml Wasser kochen. Zum Schluss Sesamöl dazugeben.
Den Tee 1 x täglich trinken.

Yin-Mangel-Obstipation

Diese Form der Verstopfung findet man häufig bei völlig ausgepowerten, überdrehten Menschen. Sie tritt auch oft bei Frauen im Wechsel oder als Folge jahrelangen Gebrauchs von Abführmitteln auf. Der Stuhl ist sehr hart, Hände und Füße sind warm, im ansonsten eher blassen Gesicht fallen rote Wangen und Lippen auf. Zeitweise stören aufsteigende Hitzewallungen, Mund und Hals sind trocken. Auch hier leisten schwarze Sesamsamen gute Dienste – zum Beispiel in folgendem Rezept:

Brombeerkompott mit schwarzem Sesam

Zutaten für 1 Portion

20 g Brombeeren

30 g schwarze Sesamsamen

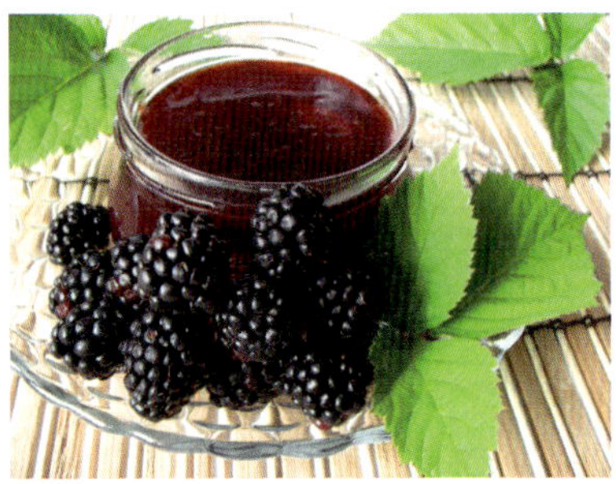

Brombeeren etwa 5 Minuten in 60 ml Wasser kochen. Schwarze Sesamsamen anrösten, im Mörser zerstampfen und dazugeben.
1 x täglich essen. Schmeckt hervorragend zu süßen Desserts!

Auch andere Nahrungsmittel eignen sich für diese Symptome und lassen sich zu köstlichen Rezepten verarbeiten: Probieren Sie zum Beispiel den schmackhaften Bananenbrei oder eine Spinat-Reis-Suppe.

Bananenbrei

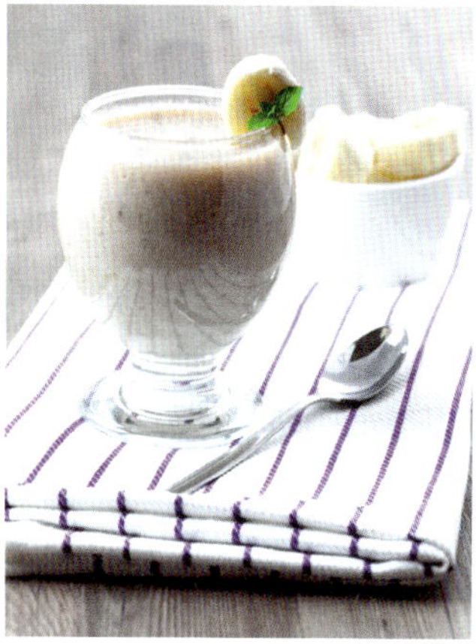

Zutaten für 1 Portion

2 Bananen

Kandiszucker oder Honig nach Geschmack

etwas abgeriebene Schale von 1 Bio-Zitrone nach Belieben

Vanille nach Belieben

Bananen im Wasserbad dämpfen und im Mixer pürieren. Kandiszucker oder Honig zugeben und nach Geschmack mit etwas geriebener Bio-Zitronenschale und Vanille verfeinern. 1 x täglich essen.

Spinat-Reis-Suppe

Zutaten für 1–2 Portionen

250 g Spinat

100 g Reis

10 g Pinienkerne

Reis und Pinienkerne zusammen in 1 Liter Wasser 30 Minuten kochen. Dann den Spinat zugeben und kurz mitkochen. Salzen und nach Belieben würzen. Die Suppe 1 x täglich oder abwechselnd mit den Rezepten oben essen.

Trockene-Hitze-Obstipation

Diese unangenehme Form der Stuhlverstopfung tritt als Folge fieberhafter Erkrankungen auf, aber auch durch Fehlernährung, z. B. zu viel gegrilltes Fleisch und Schnaps und zu wenig Faserstoffe und Flüssigkeit. Der Stuhl ist dabei hart und schwer abzusetzen, der Stuhlgang schafft aber ausgesprochene Erleichte-

rung. Die Patienten sind häufig aufgebläht. Das Gesicht ist gerötet, oft fällt Mundgeruch auf.
Hier liefern Obst und Gemüse die nötige Flüssigkeit und Ballaststoffe, auch frisch in Form von Salaten. Auch Obst- und Gemüsesäfte sind für diesen Typ geeignet.

Spinat-Tomaten-Salat

Zutaten für 1 Portion

250 g Spinat

1 Tomate

Sesamöl

Salz

Die klein geschnittenen Tomaten und den blanchierten Spinat mit Sesamöl und Salz vermengen und frisch als Salat essen.

Obst- und Gemüsesäfte bereitet man am besten zu, indem man die Zutaten im Mixer mit etwas Wasser püriert und dann abseiht. Sie sind nicht nur bekömmlich, sondern auch sehr schnell zubereitet und damit praktisch für zwischendurch.

Karotten-Apfelsaft mit Kohl

Zutaten für 1–2 Portionen

140 g Kohl

400 g Karotten

100 g Orangen

300 g Äpfel, geschält

Alle Zutaten roh zu Saft verarbeiten und frisch trinken.

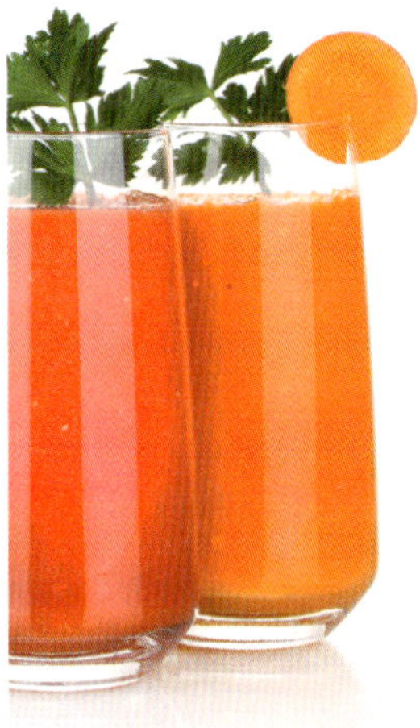

Sellerie-Spinatsaft

Zutaten für 1–2 Portionen

100–200 g Sellerie
40 g Zucchini
200 g Spinat

Alle Zutaten roh zu Saft verarbeiten und frisch trinken.

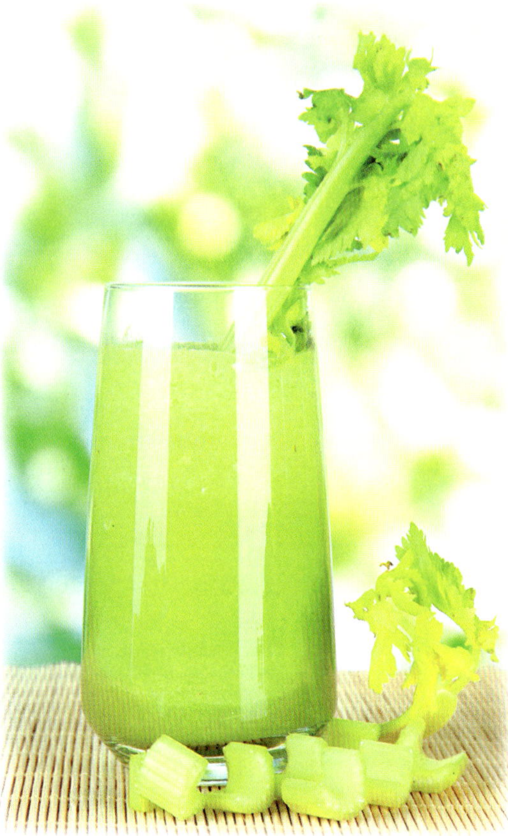

Sellerie-Spinatsaft für zwischendurch

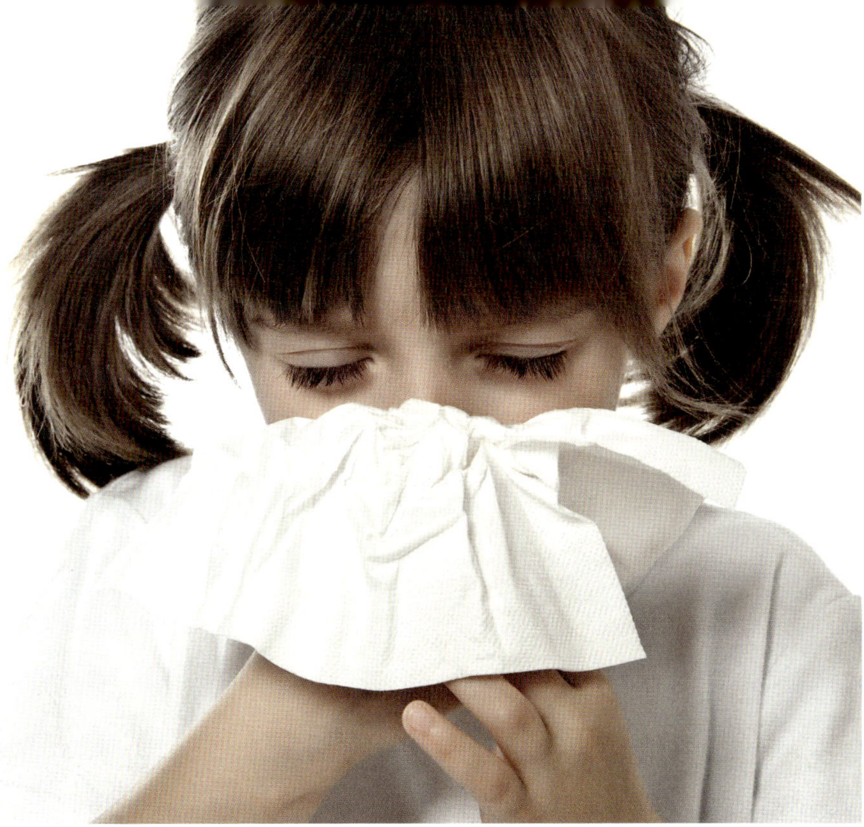

Ein Herbst ohne Erkältung

Haben Sie Kinder, die jeden Herbst ab dem ersten Kindergarten- oder Schultag krank sind? Werden Sie selbst Opfer jedes Virus, das herumschwirrt? Dann ist es an der Zeit, etwas dagegen zu tun!

Für Kinder ist die vorbeugende schmerzlose Softlaser-Behandlung in einer TCM-Praxis wärmstens zu empfehlen. Dabei werden bestimmte Akupunkturpunkte mit gebündeltem Licht stimuliert. Unglaublich, aber wahr: Mit dieser einfachen Maßnahme bringt man auch sehr infektanfällige Kinder gesund durch Herbst und Winter.

TIPP

Besonders anfällige Kinder sollten sich zur Vorbeugung einer schmerzlosen Softlaser-Behandlung unterziehen.
Ärzte, die solche Behandlungen durchführen, finden Sie auf www.medchin.at unter „Service“, „Ärztefinder“.

Aber auch zur **Erkältungsvorbeugung** verfügt die chinesische Tradition über diverse hilfreiche Rezepturen. Eine einfache Rezeptur für einen erkältungsfreien Herbst stammt zwar nicht aus China, wirkt aber trotzdem hervorragend: Sie besteht aus Hopfen, Melisse und Johanniskraut zu gleichen Teilen.

Rezeptur für einen Erkältungstee

Zutaten für die Trockenmischung*

100–200 g Hopfen

100–200 g Melisse

100–200 g Johanniskraut

Davon täglich aus zwei Esslöffeln einen Tee zubereiten.

Alternativ kann man sich in der Apotheke aus den Urtinkturen* dieser drei Kräuter eine Mischung bereiten lassen. Das Rezept sieht dann so aus:

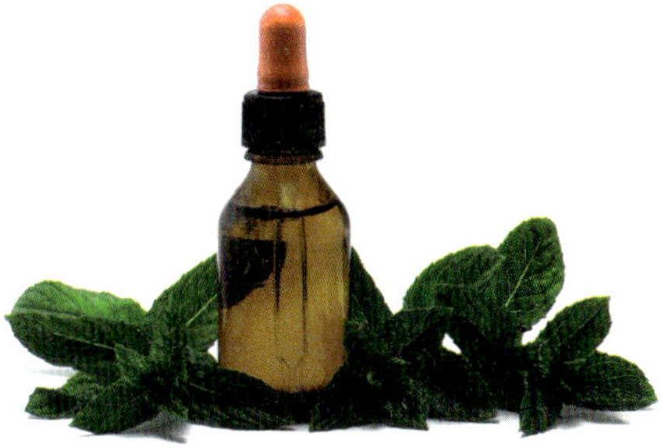

- Hopfen-Tinktur (Tinctura Humuli lupuli)
- Melissen-Tinktur (Tinctura Melissae officinalis)
- Johanniskraut-Tinktur (Tinctura Hyperici)
- aa ad (ana partes aequales ad – zu gleichen Teilen auffüllen auf) 100 Milliliter
- S (signa) auf Rezepten gibt an, was auf dem Etikett stehen soll: Hopfen-, Melissen- und Johanniskraut-Tinktur. 3 x 10 Tropfen täglich

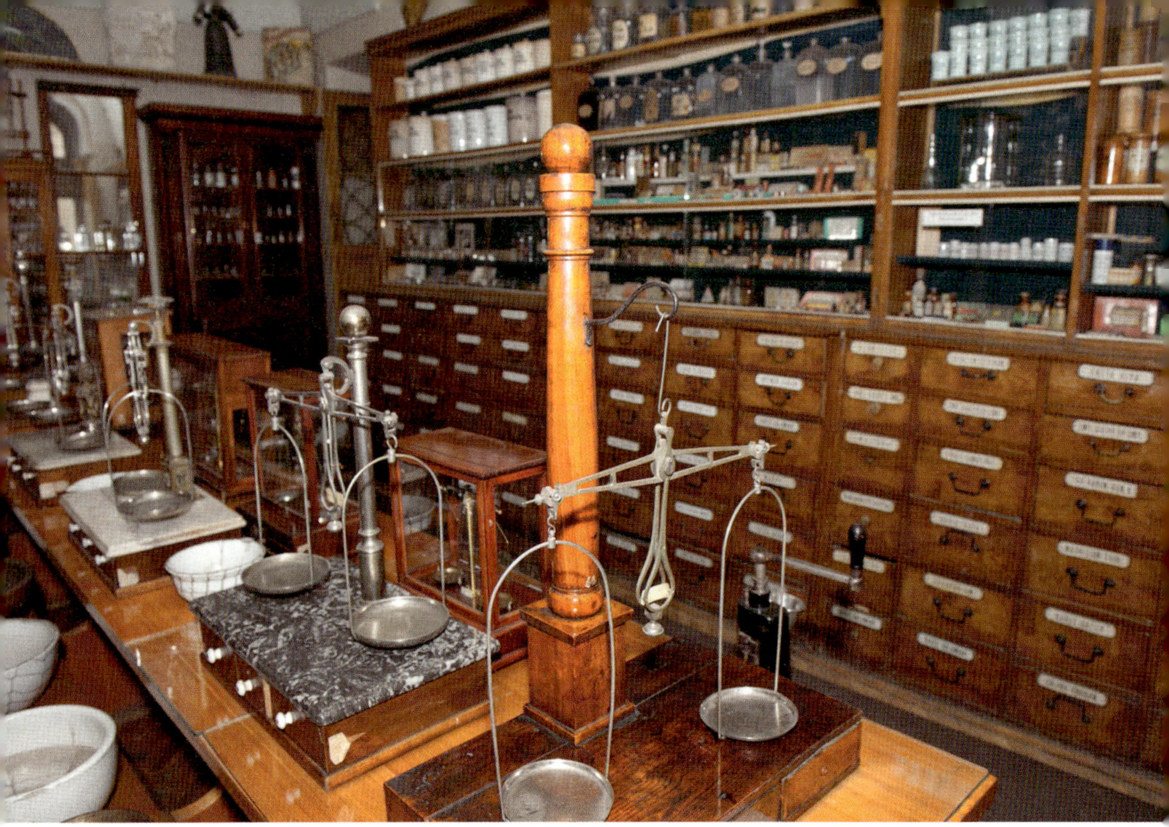

Eine sehr wirksame klassische Rezeptur zur Vorbeugung heißt Jade-Windschutz-Schirm – yu ping feng san. Die Mischung ist kostbar wie Jade, weil sie vor dem Wind schützt, der nach chinesischer Auffassung Krankheiten von außen in den Körper transportiert: Sie besteht aus zwei Wurzeln (Radices) und einem Wurzelanhang (Rhizom):

Jade-Windschutz-Schirm* (yu ping feng san) – Suppe gegen Erkältungen

Die folgende Mischung ist in der TCM-Apotheke erhältlich:

6 g Tragantwurzel (Astragali Radix)*

6 g Mastixdistel-Wurzelanhang (Atractylodis macrocephalae Rhizoma)*

6 g Windschutzwurzel (Ledebouriellae Radix)*

Das ist die Tagesdosis für Erwachsene. Kinder nehmen je nach Alter und Gewicht ein Achtel bis eine Hälfte der Dosis. Man bereitet aus den Wurzeln eine Suppe: Dazu die Mischung mit Wasser übergießen und aufkochen. 20 Minuten köcheln lassen, dann abseihen.

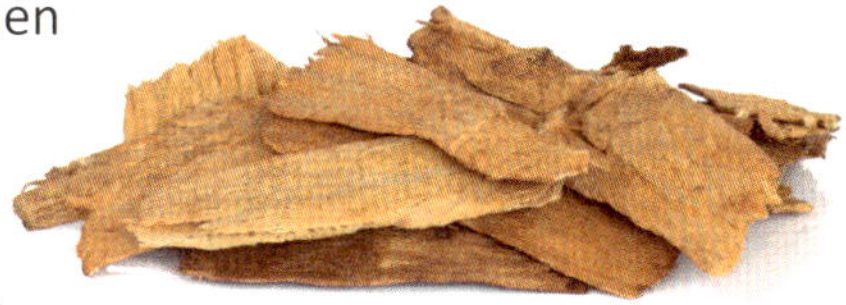

Tragantwurzel

In Europa gibt es zahlreiche Tragantarten, von welchen allerdings einige giftig sind. Verlangen Sie Astragalus membranaceus, Astragalus mongholicus oder andere asiatische Arten, die sich seit Jahrhunderten bewährt haben. Astragalus stärkt die Abwehrkraft, indem er sozusagen die Körperoberfläche stabilisiert, damit Wind und sonstige Krankmacher nicht in den Körper eindringen können. Das Rhizom, der Wurzelanhang der großköpfigen Mastixdistel (Atractylodis macrocephala Rhizoma) stärkt die Abwehrkraft von innen, indem es Qi kräftigt. Der chinesische Name der Ledebouriella weist einschlägig auf die Wirkung hin, er lautet nämlich „Wind-Wächter".
In Wu Yanpings Buch „Ernährungstherapie mit chinesischen Kräutern" wird ein ähnliches Rezept präsentiert:

Jade-Windschutz* nach Wu Yanping

20 g Tragantwurzel (Astragali Radix)*
10 g Goji-Beeren (Bocksdornfrüchte, Lycii Fructus)
5 Stück rote Datteln (Jujubae Fructus)*

Alle Zutaten gemeinsam aufkochen, 20 Minuten köcheln lassen und dann abseihen.

Astragali Radix stärkt die Abwehr-Energie des Körpers, Bocksdornfrüchte wirken blutbildend. Auch die rote (chinesische) Dattel stärkt die allgemeine Lebensenergie und wirkt blutbildend. Diese Rezeptur ist daher besonders für blutarme Patienten geeignet.

Stressgeplagten Managern empfiehlt Wu Yanping folgende Suppe:

Rettich-Suppe nach Wu Yanping, erkältungsvorbeugend

Zutaten für 1–2 Portionen

30 g Spargel

120 g weißer Rettich

weißer Anteil von Porree oder chinesischem Lauch (dieser ist in China-Shops erhältlich)*

7 Stück grüne Oliven

Alle Zutaten in ½ Liter Wasser etwa 20 Minuten kochen, salzen und nach Belieben würzen. Eine Woche lang täglich frisch zubereiten und als Suppe essen.

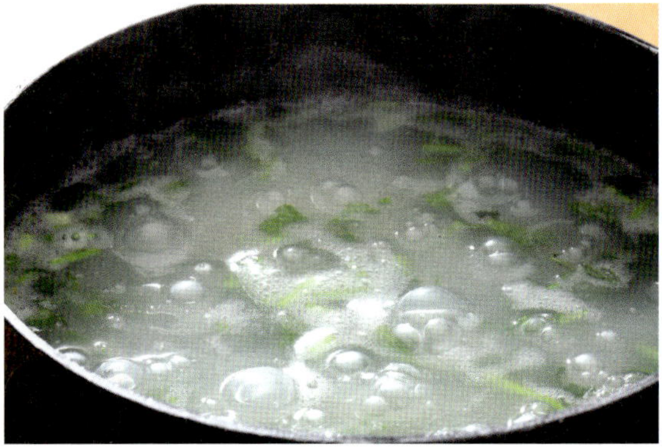

In welcher Form man chinesische Arzneien zu sich nimmt, was Granulate sind, wie man medizinische Suppen – oder wie es fachmännisch heißt: Dekokte – zubereitet und vieles andere mehr erfahren Sie im einleitenden Kapitel (Seite 60ff.).

TIPP

Wenn Sie sich bei komplizierteren Rezepten nicht mit der Zubereitung aufhalten wollen, können Sie sich auch Granulate verschreiben lassen, die dann nur noch in heißem Wasser aufzulösen sind.

Rheumatische Beschwerden

Mit dem November kommen auch Wind, Kälte und Feuchtigkeit. Die TCM bezeichnet dieses teuflische Trio als „san bi 三 痹". San heißt drei und bi bedeutet Blockade oder Behinderung. Behindert wird laut TCM der freie Fluss von Qi und Blut, wodurch Schmerzen entstehen. An wandernden Beschwerden ist der Wind schuld, an Schwellungen die Feuchtigkeit und an den Schmerzen die Kälte. Derartige Beschwerden entstehen aber nicht durch diese äußeren Einflüsse allein, sondern nur, wenn bereits eine Vorschädigung besteht. Besonders anfällig sind Menschen mit zu wenig Qi und Blut sowie Typen, die zur Flüssigkeitsspeicherung neigen.

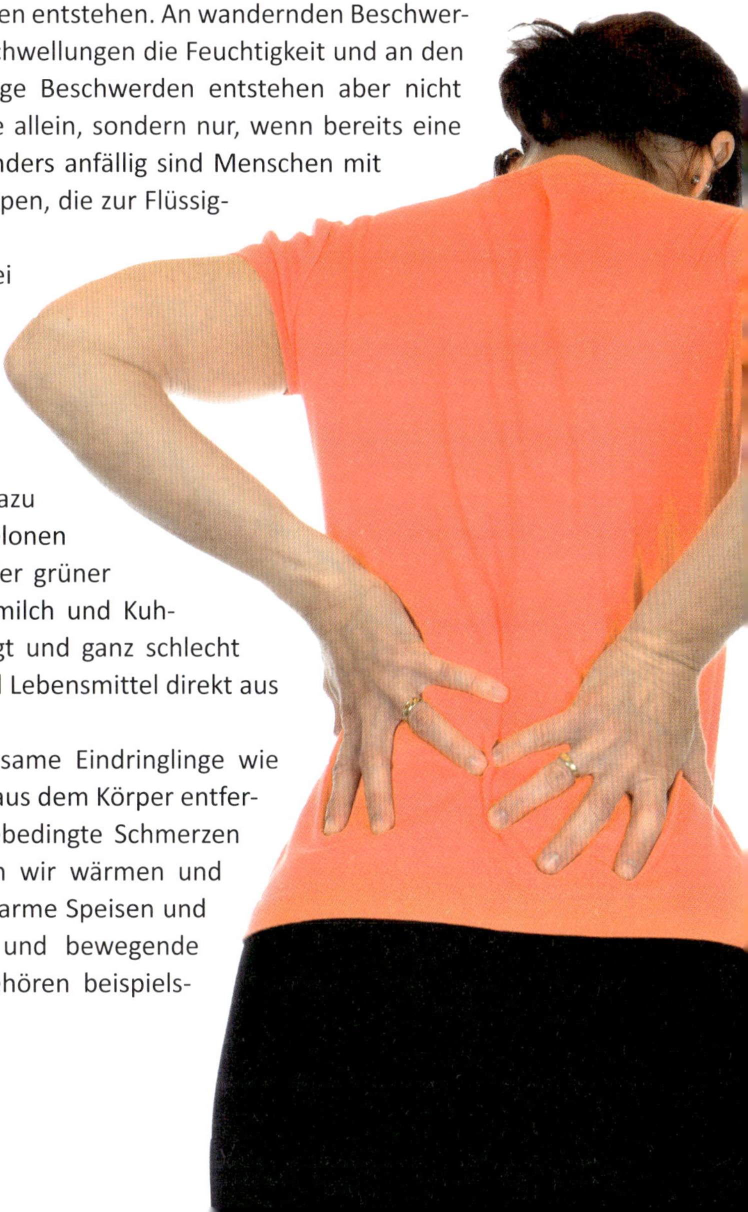

Wenn Sie also jedes Mal bei solchem Wetter Schmerzen bekommen, dann sollten Sie sich warm halten und beim Essen **Nahrungsmittel** mit der Eigenschaft **„kalt" vermeiden** (siehe S. 24). Dazu gehören z. B. Bananen und Melonen oder Gemüse wie Gurken oder grüner Salat. Auch grüner Tee, Sojamilch und Kuhmilch sind hier nicht angesagt und ganz schlecht sind eisgekühlte Getränke und Lebensmittel direkt aus dem Kühlschrank!

Wenn wir nämlich so unliebsame Eindringlinge wie Wind, Kälte und Feuchtigkeit aus dem Körper entfernen und noch dazu blockadebedingte Schmerzen lindern wollen, dann müssen wir wärmen und bewegen! Deshalb tun hier warme Speisen und Getränke sowie wärmende und bewegende Nahrungsmittel gut. Dazu gehören beispiels-

weise Schnittlauch, Knoblauch, Zwiebel, Lauchzwiebeln; Lamm- und Rindfleisch, Huhn; Shrimps, Forelle; Pfeffer, Anis, Ingwer, Gewürznelken, Zimt, Liebstöckel, Kurkuma (besonders wirksam zusammen mit Pfeffer – wie oft im Currypulver –, speziell gegen Schulterschmerzen), Malzzucker und brauner Zucker, schwarzer Tee. Auch Alkohol wird empfohlen, weil er den Kreislauf anregt. Hin und wieder ein Glas Punsch auf dem Weihnachtsmarkt ist also gar nicht so schlecht.
In China gilt überdies Hundefleisch als besonders wärmend. Ich habe es probiert: Es ähnelt im Geschmack Rindfleisch, ist grobfaserig und, ehrlich gesagt: Es ist nicht mein Fall. In China werden übrigens Hunde extra zum Essen gezüchtet.

Nahrungsmittel gegen rheumatische Beschwerden:

▲ **Gut:** wärmende und bewegende Nahrungsmittel.

- Schnittlauch, Knoblauch, Zwiebel, Lauchzwiebeln
- Lamm- und Rindfleisch, Huhn; Shrimps, Forelle
- Gewürze wie Pfeffer, Anis, Ingwer, Gewürznelken, Zimt, Liebstöckel, Kurkuma, Malzzucker und brauner Zucker, schwarzer Tee
- Auch Alkohol wird empfohlen, weil er den Kreislauf anregt.

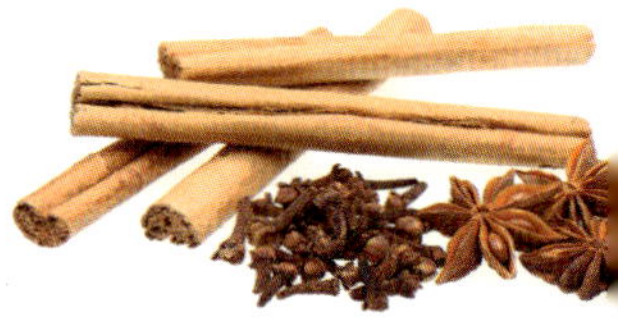

▼ **Schlecht:** Nahrungsmittel mit kaltem Temperaturverhalten.

- Obst wie Bananen, Melonen
- Gemüsesorten wie grüner Salat, Chicorée, Gurken
- grüner Tee, Sojamilch und Kuhmilch
- eisgekühlte Getränke und Lebensmittel direkt aus dem Kühlschrank

Neben allgemein empfohlenen und ungeeigneten Nahrungsmitteln gibt es auch hier Rezepturen, die gegen Beschwerden hilfreich sind. Folgendes Süppchen können Sie sich daheim zubereiten und zur Vorbeugung mindestens zweimal pro Woche essen. Wenn Sie bereits Beschwerden haben, dann sollten Sie es täglich essen.

Fond-Grundrezept gegen rheumatische Beschwerden (durch Wind, Kälte, Feuchtigkeit)

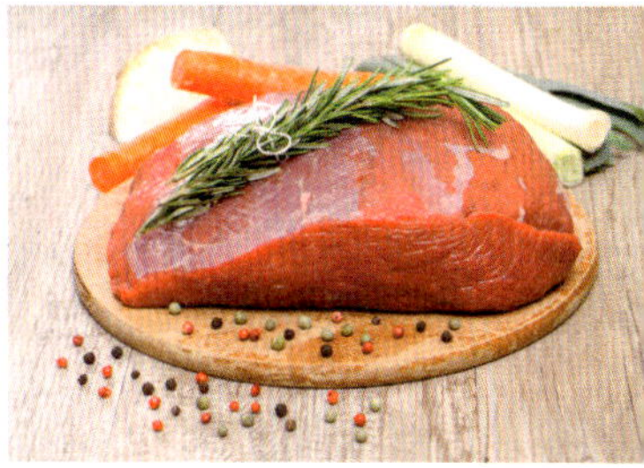

Zutaten für 1–2 Portionen

100 g mageres Lamm-, Hühner- oder Rindfleisch, klein geschnitten

1 Lauchzwiebel in Ringe geschnitten

Wärmende Gewürze, z. B. Muskatnuss, Liebstöckel, Zimt, Chili oder Pfeffer, Kurkuma bei Schulterschmerzen, Gewürznelken bei tiefem Rückenschmerz.

Fleisch und Lauch ca. ½ Stunde in ½ l Wasser kochen. Gegen Ende der Kochzeit würzen und am Schluss einen Schuss Sherry zugeben. Bei akuten Beschwerden täglich über drei bis vier Tage essen, bei entsprechenden Witterungsverhältnissen vorbeugend 2- bis 3-mal pro Woche.

Die empfohlenen Fleischsorten wirken wärmend, die Gewürze regen noch dazu die Blutzirkulation an. **Achtung!** Diese Suppe ist ungeeignet bei roten geschwollenen Gelenken! Das Rezept kann vielfältig variiert und erweitert werden:

Variante 1: stärkt Ihr Qi
100 g klein geschnittene Kartoffeln und 10 Stück rote Datteln hinzufügen.

Variante 2: Geben Sie Substanzen zu, die blutbildend wirken und den Kreislauf anregen:

5–10 g schwarze Sesamsamen (Sesami Semen nigrum) geröstet

1 EL Goji-Beeren (Bocksdornfrüchte, Lycii Fructus)

9 Stück rote Datteln (Jujubae Fructus) (evtl. vorher einweichen)*

10 g Rotwurzelsalbei-Wurzel (Salviae miltiorrhizae Radix)*

Sesamsamen und Goji-Beeren wirken blutbildend, die rote Dattel stärkt sowohl Qi als auch Blut. Rotwurzelsalbei regt die Zirkulation an und wirkt blutbildend (**Achtung:** Kann bei Einnahme von Blutverdünnern zu erhöhter Blutungsneigung führen!)

Den folgenden Schnaps kann man sich selbst zubereiten oder als Hausmittel vom Arzt verschreiben lassen:

Kräuterschnaps

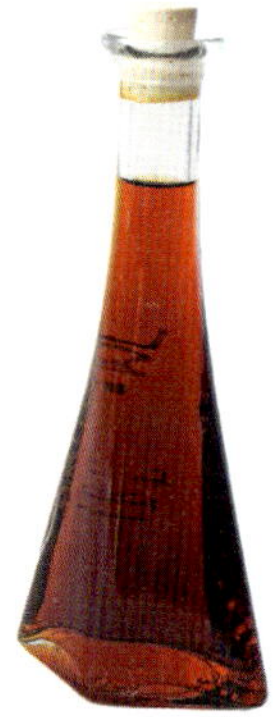

*10 g Färberdistel**, *Blüten (Carthami Flos)*
15 g Eucommia-Rinde (Eucommiae Cortex)*
15 g Zimtzweige (Cinnamomi Ramulus)*
1 l Schnaps (Wodka oder Ansatzkorn)

Die Kräuter 1 Monat lang in Schnaps einlegen. Anschließend die Flüssigkeit durch einen Kaffeefilter laufen lassen und in Flaschen abfüllen. Über einen längeren Zeitraum jeden Abend 0,3 cl trinken.

Dass Schnaps wärmt und bewegt, ist auch in unseren Breiten bekannt. Die Färberdistel bewegt Blut, Eucommia-Rinde stärkt Yang und stabilisiert – etwa bei Gelenks- oder Wirbelsäulenbeschwerden –, hält aber beweglich und elastisch. Zimtzweige sind ein scharfes, warmes Mittel, das zu Beginn von Erkältungen verwendet wird, um Schwitzen auszulösen. Hier soll es Wärme und Bewegung in die Gliedmaßen bringen.
Bitte beachten, dass diese Rezepte nur bei rheumatischen Beschwerden sinnvoll sind, die bei feucht-kaltem Wetter auftreten, nicht hingegen bei Gelenksentzündung, Gicht oder PCP (primär chronischer Polyarthritis). Dagegen gibt es andere Kochrezepte und vor allem sehr wirksame TCM-Formeln von Arzt und Apotheke, mit deren Hilfe es oft gelingt, von Kortison und Rheuma-Chemotherapie wegzukommen.

Übrigens: Erinnern Sie sich noch daran, was die Heiligen Drei Könige in der Weihnachtsgeschichte in der kalten Nacht mitgebracht haben? Es waren Gold, Weihrauch und Myrrhe. Nun, Gold wird in der modernen Rheumatherapie verwendet und Weihrauch und Myrrhe sind altbekannte Schmerzmittel in der TCM! Das Schwenken des Weihrauchfasses in der kalten Kirche kann daher kleine Wunder vollbringen, weil durch das Einatmen der Dämpfe Blut bewegt und Schmerz gelindert wird. **Weihrauch-Myrrhe-Räucherstäbchen** versetzen uns nicht nur in vorweihnachtliche Stimmung, sondern sind auch eine kleine Rheumabehandlung.

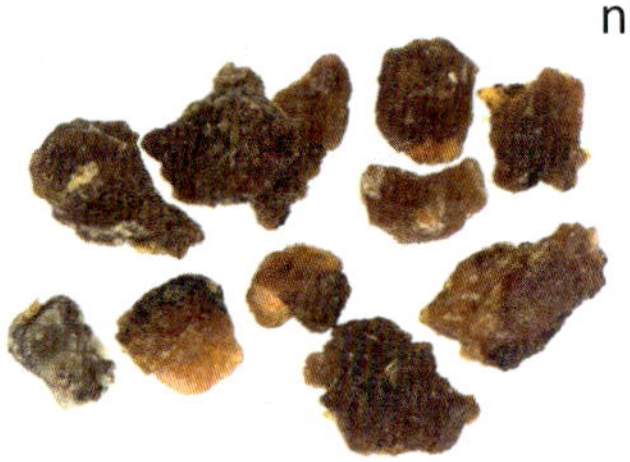

Myrrhenharz

Harmonie-Rezepte für die Zeit mit Stress, Festen und Alkohol

Wer kennt sie nicht, die Begleiterscheinungen der Weihnachtsfeiertage? Kulinarische Köstlichkeiten, große Feste, es wird ständig gegessen. Wir alle wissen jedoch auch, dass diese Zeit Stress und Hektik mit sich bringt und Konflikte deshalb vorprogrammiert sind. Damit alles harmonisch verläuft, möchte ich Ihnen hier einige Harmonie-Rezepte vorstellen, die auch noch wunderbar schmecken. Sie verhelfen Ihnen zur Ausgeglichenheit – und wer rechtzeitig damit beginnt, den erhalten sie auch jung und schön.

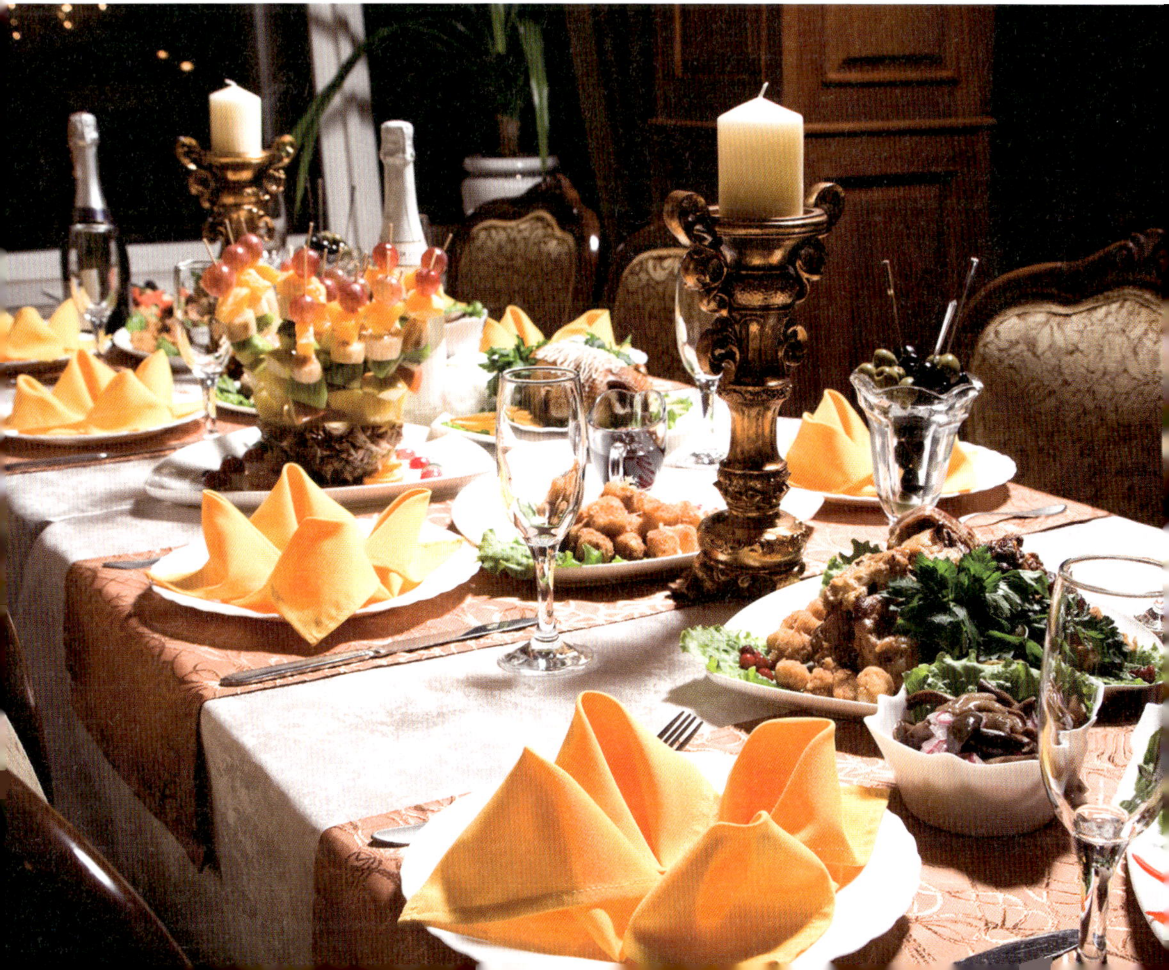

Entensuppe mit Artischocken zur Leber-Qi-Harmonisierung

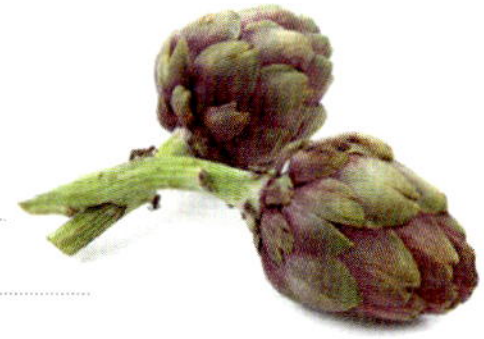

Zutaten pro Portion

200 g Artischocke

¼ Ente

½ l Rot- oder Weißwein (nach Geschmack)

Jungzwiebel oder Lauch

Majoran, Thymian und Salz zum Würzen

Chinesische scharfe Sauce (in Supermärkten meistens erhältlich)

½ l Wasser und ½ l Wein mischen, die Ente und das Gemüse 1 Stunde darin kochen. Nach Belieben mit Sojasauce und scharfer Sauce würzen.

Die Suppe längere Zeit 1–2 x pro Woche essen.

Mögliche Zusätze:

Fügen Sie am besten folgende Arzneidrogen hinzu:

12 g vielblütige Knöterichwurzel (Polygoni multiflori Radix)*

12–24 g Goji-Beeren (Bocksdornfrüchte, Lycii Fructus)

Die Mischung wirkt blutbildend und schmeckt köstlich!

Vorsicht: *Das Gericht ist etwas schwer verdaulich, man sollte es eher mittags als abends essen und Wacholderbeeren und Kardamom zufügen.*

Als Beilage zum Rezept oben empfehle ich Reis und Quinoa, ein südamerikanisches Getreide, das sehr schmackhaft ist. Für mich ist es der „Kaviar unter den Getreiden".

Wenn Sie sich schnell über etwas ärgern und beim geringsten Anlass in die Luft gehen, und wenn Sie vielleicht gelegentlich einen hohen Blutdruck haben, nervös sind, schlecht schlafen und womöglich in der Nacht schwitzen, dann sollten Sie vor dem Weihnachtsstress folgendes Süppchen täglich einmal essen:

Miesmuschel-Suppe gegen Stress

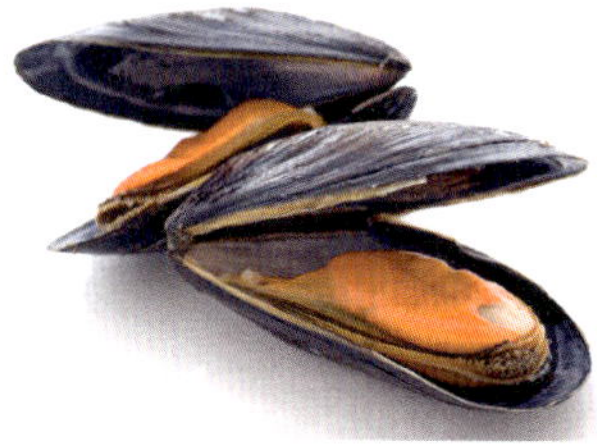

Zutaten pro Portion

100 g Miesmuscheln ohne Schale
50 g Reis
Gewürze (Jungzwiebel, Sojasauce oder für mediterranes Aroma ein wenig Knoblauch und Tomaten)

Muscheln, Reis und Gewürze in gut ¾ Liter Wasser ca. 40 Minuten köcheln lassen. Anschließend als Suppe essen.
Sollten Sie Austernschalen daheim haben, dann kochen Sie diese bitte unbedingt mit.

Ihrer Gelassenheit an den Weihnachtsfeiertagen wird außerdem Folgendes gut tun:

▲ **Gut:**

- Buchweizen, schwarze Sesamsamen, Erdnüsse, Pinienkerne
- Gemüse: Spinat, Fisolen, Kohlrabi, Rettich, Sellerie, grüner Paprika, Tomaten, Rucola, Karotten, Brokkoli, rote Rüben; zum Würzen eignen sich Frühlingszwiebel
- Obst: Birne, Mandarinen, Weintrauben, Litschi; als Getränk eignet sich Jasmintee

▼ **Eher schlecht:**

- Fleisch sollte nur wenig konsumiert werden, abgesehen von der empfohlenen Entensuppe

▼ **Schlecht:**

- Alkohol im Übermaß, vor allem harte Getränke
- scharf Gebratenes und Gegrilltes sowie Fettes

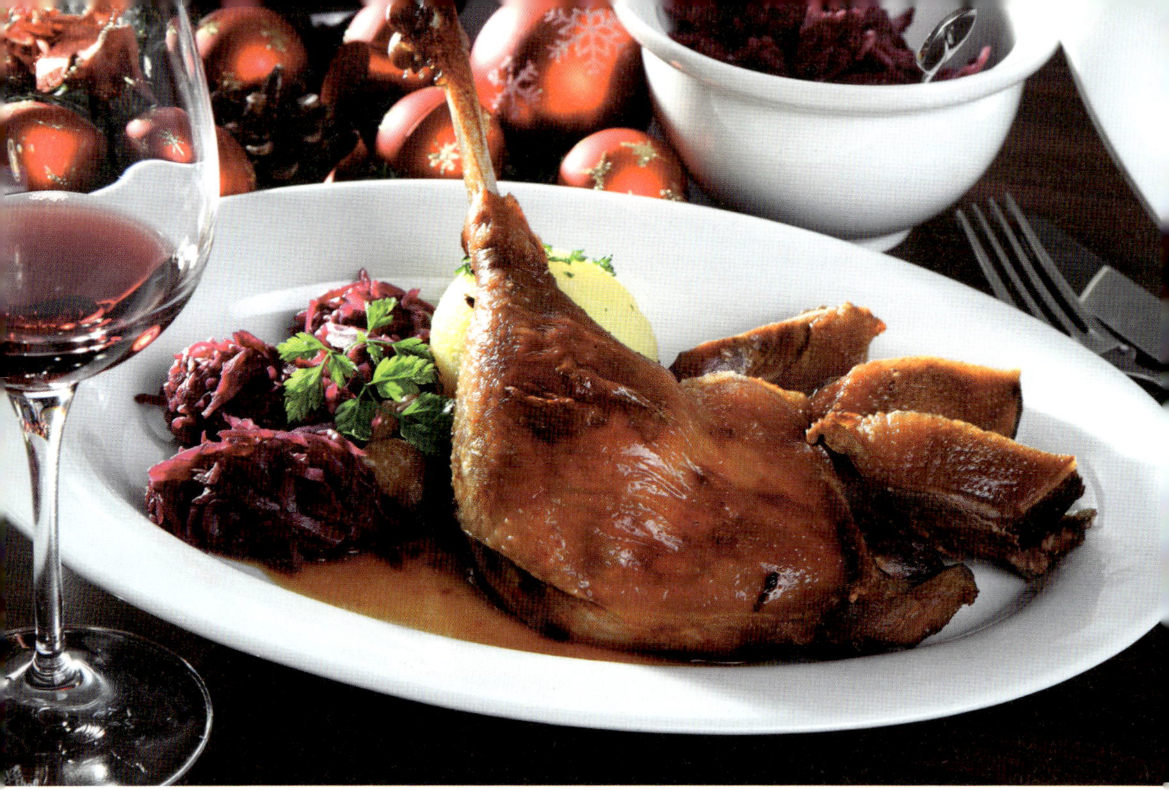

Feiern ohne Reue

Es gehört zur Tradition, dass sich der durchschnittliche Europäer in der Weihnachtszeit „überernährt“. Fischbeuschelsuppe mit kräftig viel Rahm, gebackener Karpfen mit Mayonnaisesalat, Weihnachtsgans, warmer Krautsalat mit kleinen Speckwürfelchen – mir läuft beim Schreiben das Wasser im Mund zusammen! Und nicht zu vergessen – wo auch immer man hinkommt, wird etwas Süßes serviert oder angeboten: Weihnachtsbäckerei, Lebkuchen, Torten ...
Traditionell ist auch die Art und Weise, wie wir unser Verdauungssystem gerade um die Weihnachtszeit unterstützen: nämlich mit Gewürzen. Und viele dieser Gewürze – oder deren nahe Verwandte – findet man in der Traditionellen Chinesischen Medizin als Heilkräuter:

Zimt und Gewürznelken wärmen innerlich, Kardamom transformiert aufgrund seiner aromatischen Natur krankhafte Feuchtigkeit im Verdauungstrakt. Getrocknete **Mandarinenschalen*** „bewegen Qi“, das heißt, sie regen die Lebensenergie an. Außerdem helfen sie durch ihre warme, scharfe Natur und ihr Aroma bei der Verdauung! So ein richtig fein gewürzter Glühwein wärmt uns also nicht nur von innen heraus, sondern hilft auch dem Magen, mit der schweren Kost fertig zu werden. Ein Feinspitz verwendet ein wenig von dieser Mandarinenschale oder feine **Kumquat-Scheiben** im Sekt. Das schmeckt herrlich und hilft insbesondere Rauchern, Schleim, der durch das Rauchen entsteht, abzutransportieren. Einen ähnlichen Effekt haben übrigens die Liköre aus Orangenschalen wie Cointreau oder Drambuie.

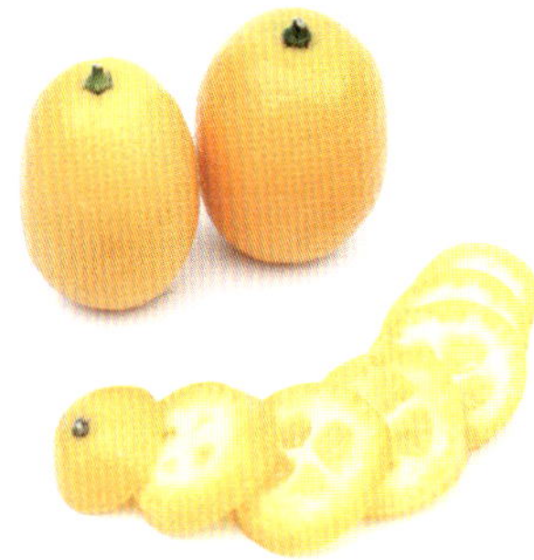

In den warmen Krautsalat kommen Wacholderbeeren. Das traditionelle Gewürz, das uns den Gänsebraten verdauen hilft, ist der gemeine Beifuß* (Artemisia vulgaris). Im Aperitif genießen wir ein Kraut der gleichen Gattung, nämlich das anregende Wermutkraut* (Artemisia absinthium).

▲ **Gut:** Gewürze, die die Verdauung unterstützen: Zimt, Gewürznelken, Kardamom, Wacholderbeeren, Beifuß* (Artemisia vulgaris)

In jeder chinesischen Hausapotheke findet sich die **„Harmonie bewahrende“ Kräutermischung** in Form einer Pille – bao he wan*. Bei uns ist die Pille als solche nicht erhältlich, da Fertigmedikamente in Pillenform nicht verkauft werden dürfen. In der Mischung sind verschiedene **Verdauungshilfen** enthalten:

- Weißdorn-Früchte* (Crataegi Fructus – shan zha) und Rettichsamen (Raphani Semen – lai fu zi) helfen beim Verdauen von Eiweiß, Rettichsamen helfen auch beim Fettabbau, gekeimte Gerste (mai ya) und chinesische trockene Germ (shen qi) sind nützlich, wenn man zu viel Kohlenhydrate gegessen hat.
- Präparierter Pinellia-Wurzelanhang* (Pinelliae Rhizoma praeparatum – zhi ban xia) und Kokospilz* (Poria – fu ling) beugen der Schleimbildung und Wasserspeicherung vor.

- Getrocknete Mandarinenschalen* (chen pi) regen die Verdauung an und wirken schleimlösend.
- Wenn man einmal zu viel gegessen hat, helfen Forsythien-Früchte* (lian qiao). Sie verhindern die Ausbildung von Hitze sowie ungesunder Gärung, Mundgeruch und stinkendem Aufstoßen.

Ein Beispiel aus der Erfahrung zeigt, wie derartige Arzneien im fernen Osten sehr praktisch verwendet werden: Ein guter Freund wurde einmal in Japan zu einem Bankett eingeladen. Er staunte nicht schlecht, als alle Gäste neben ihren Gedecken ein kleines Tiegelchen mit Medizin vorfanden. Auf die Frage, wozu das gut sei, erntete er großes Gelächter, wurde dann aber aufgeklärt: Es handelte sich dabei um eine klassische chinesische Rezeptur, die es ermöglicht, ziemlich viel Alkohol zu trinken, ohne danach die Folgeerscheinungen zu bereuen. Viele Asiaten vertragen ja keinen Alkohol, und dies sollte doch ein lustiges Fest mit vielen Toasts und Trinksprüchen werden. Also bekam jeder Gast prophylaktisch das „kleine Bupleurum-Dekokt“ (chinesisch xiao chai hu tang). Sieben Zutaten lockern, kräftigen und beugen allfälliger Übelkeit vor:

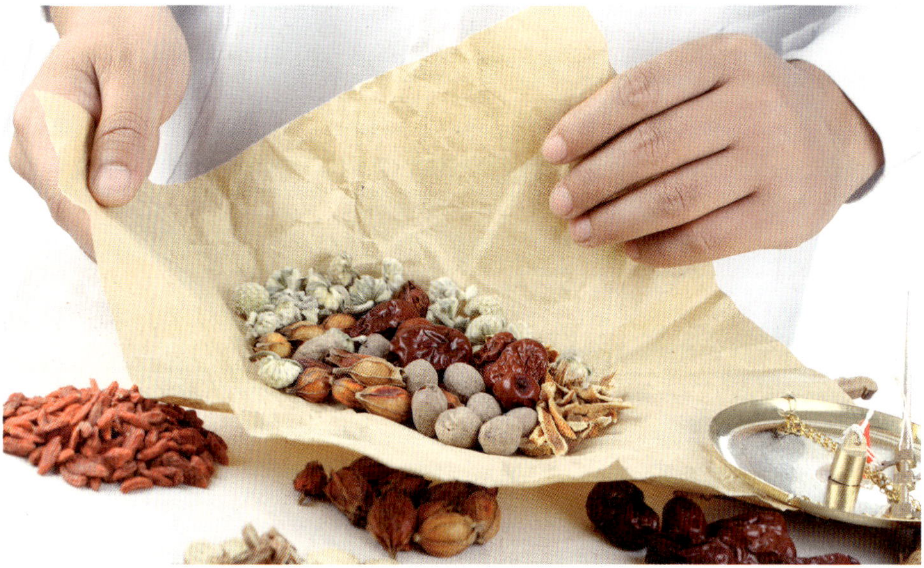

Kleines Bupleurum-Dekokt*

Zutaten für 1 Tagesdosis

12 g chinesische Hasenohrwurzel (Bupleuri Radix – chai hu)*

12 g präparierter Pinellia-Wurzelanhang (Pinelliae Rhizoma praeparatum – zhi ban xia)*

9 g Ginsengwurzel (Ginseng Radix – ren shen)*

9 g Alpenhelmkrautwurzel (Scutellariae Radix – huang qin)*

12 g rote chinesische Dattel (Jujubae Fructus – da zao)*

9 g frischer Ingwer (Zingiberis Rhizoma recens – sheng jiang)

6 g in Honig gebratene Süßholzwurzel-Scheiben (Glycyrrhizae Radix praeparata – zhi gan cao)*

Lassen Sie sich in der Apotheke die Mischung als Granulat zubereiten. Die Tagesdosis wird dann nur noch mit heißem Wasser aufgegossen und verrührt.

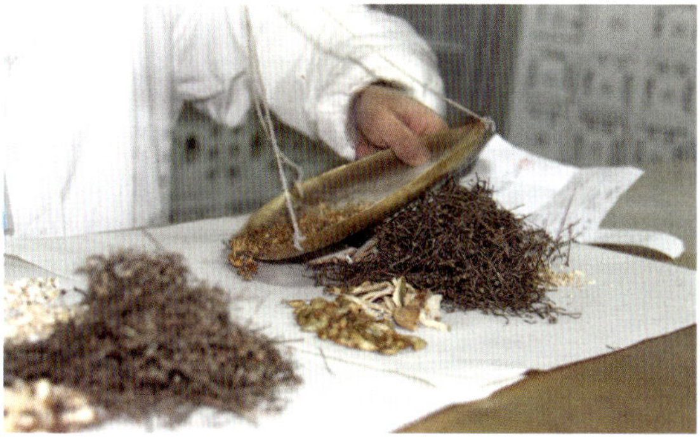

Hier finden sich verschiedene Zutaten vereint, die kräftigen und den Verdauungstrakt schonen: die Bupleurum-Wurzel „streichelt" die Leber. Pinellia verhindert Aufstoßen und Übelkeit; die rote Dattel, Ingwer und in Honig gebratene Süßholz-Scheiben sorgen in vielen Rezepten für gute Verträglichkeit. Helmkraut verhindert feuchte Hitze und Ginseng wirkt bekanntlich stärkend.
Derartige Zubereitungen mögen kurzfristig sehr hilfreich sein – eines gilt allerdings immer: Vergessen Sie nicht, sich nach den Feiertagen ausreichend zu bewegen und wieder etwas vernünftiger zu ernähren.

Hoher Blutdruck – Hypertonie

Hoher Blutdruck gilt als Volksleiden schlechthin. Doch was bedeutet hoher Blutdruck überhaupt?

Blutdruck ist der Druck im Inneren unserer Blutgefäße. Gemessen werden zwei Werte, nämlich der systolische und der diastolische Wert in Millimeter Quecksilber (mmHg).

Der obere, **systolische Messwert** ist der höchste Druck, der während der Anspannungs- und Auswurfphase der linken Herzkammer (Systole) entsteht. Der Normalwert wird heutzutage mit 110–130 mmHg angegeben.

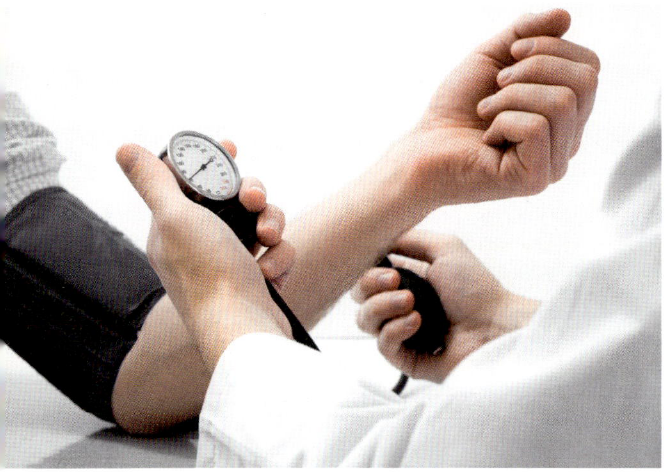

Der untere, **diastolische Messwert** ist der niedrigste Druck während der Entspannungs- und Erweiterungsphase (Diastole) des Herzmuskels. Als normal gelten 80–89 mmHg.

Nun sind die Messmethoden äußerst sensibel: Wenn Sie sich gerade mit Ihrem Partner gestritten haben, dann produzieren Sie sicherlich krankhafte Werte, die aber in Wirklichkeit nur die momentane Reaktion Ihres Körpers widerspiegeln. Wesentlich ist, welchen Blutdruck Sie *dauerhaft* haben. Im Übrigen hat sich hier seit meiner „medizinischen Jugend“ in den 1960er-Jahren einiges geändert. Damals galt: So viele Jahre man alt ist, so weit über hundert darf der obere Wert liegen. Bei 70-Jährigen war also 170 zu 90 kein Grund zur Panik. Bei einem ständigen Blutdruck von 260 zu 230 war und ist allerdings damals wie heute dringender Handlungsbedarf gegeben! Wird ein chronischer Hochdruck nämlich nicht behandelt, dann kann das allerlei unangenehme Folgen haben, z. B. Verödung der Hirn- oder Herzgefäße, und damit Schlaganfall und Herzinfarkt.

Den hohen Blutdruck spürt man selbst nur dann, wenn er Nebenerscheinungen verursacht, wie Unruhe, Reizbarkeit, Ohrensausen, Schwindel, Kopfschmerzen. Diese Symptome sind wichtige erste Hinweise, können jedoch auch andere Ursachen haben!
Diätetisch lässt sich gegen Bluthochdruck einiges tun. Was man meiden sollte, ist schnell gesagt. Hier eine kleine Liste, die für alle Hochdruckformen gilt und die sowohl in der modernen westlichen als auch in der chinesischen Medizin Gültigkeit hat.

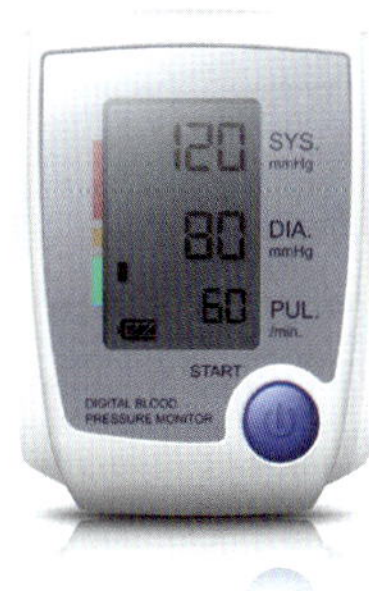

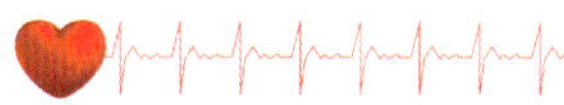

Das empfehle ich für die meisten Bluthochdruck-Gefährdeten:

▲ **Gut:**

- vorwiegend „kühlendes" oder „neutrales" Obst wie Banane, Birne, Erdbeere, Ribisel, Kaki, Maulbeere, Wassermelone, Weißdorn-Frucht
- Gemüse: Artischocke, Melanzani, Bittergurke, Bohnensprossen, Chicorée, grüner Salat, Kartoffel, Mais, Pilze wie Champignon, Herrenpilz etc., Petersilie und Peterwurzel, Rucola, Knollen- und Staudensellerie, Spargel, Spinat, Tomate, Wasserspinat; obwohl neutral bis warm, auch Karotte und Kürbis
- Fleisch, Eier, Milch eher wenig verwenden, und wenn, dann Ente, Hase, Kaninchen, Wachtel und Wachtelei. Rind- und Lammfleisch meiden
- Fisch: Graskarpfen (weißer Amur)
- Getränke: Chrysanthemen-Tee*, Pu-Erh-Tee*, Kamillentee
- Gewürze: Oregano, Majoran, Basilikum, Knoblauch; Schnittlauch in Maßen

▼ **Schlecht:**

- Rauchen und Alkohol
- Scharfes und Fettes (vor allem scharfgebratenes oder gegrilltes Fleisch und fettes Fleisch)
- starker Tee/Kaffee, Salz und Zucker
- In China warnt man „hitzige" Typen vor dem Genuss von Lamm-, Rind- und Hundefleisch. Letzteres wird bei uns kaum ins Gewicht fallen.

Was man verstärkt zu sich nehmen sollte, ist nicht so leicht gesagt, denn an erhöhtem Blutdruck können laut Traditioneller Chinesischer Medizin verschiedene Balancestörungen im Körper schuld sein.

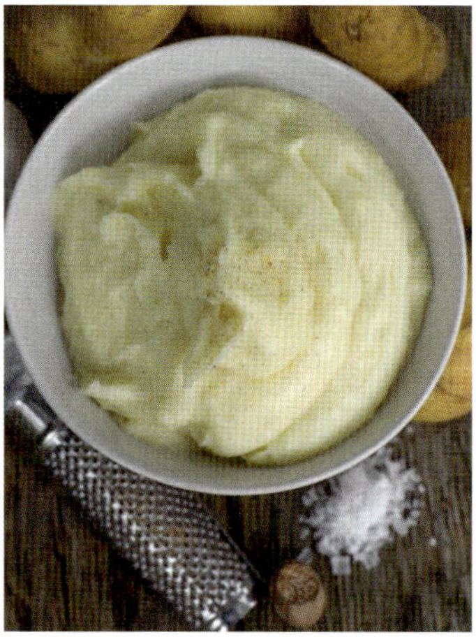
Selleriepüree

Doch so viel vorab: Egal wodurch der Hochdruck verursacht wird, immer sinnvoll ist der Genuss von **Sellerie**, **Karotte** und **Petersilie**. Das übliche Suppengemüse sowie das Wurzelwerk für Wild ist ein einfach nachvollziehbarer heißer Tipp. Ich mache gern ein Selleriepüree, oft eine gemischte Version aus einer Hälfte Kartoffeln und einer Hälfte Sellerie. Das schmeckt selbst Gemüsemuffeln!

Da, wie schon angedeutet, hoher Blutdruck gemäß der TCM ganz unterschiedliche Ursachen haben kann, gibt es auch ganz unterschiedliche Rezepte. Das nachfolgende Teerezept wirkt auch gegen hohes Cholesterin, somit vorbeugend gegen Arteriosklerose und ist gut für die Augen:

Weißdorn-Dattel-Tee

Zutaten für 1 Tagesdosis:

*10 Stück Weißdorn-Früchte**

*10 Stück rote Datteln**

*5 g Chrysanthemen-Blüten**

Weißdorn-Früchte und Datteln zusammen in ½ Liter Wasser 25 Minuten kochen. Anschließend 5 Gramm Chrysanthemen-Blüten (ju hua) hinzufügen und alles zusammen ziehen lassen. Diese Mischung sollte als Kur über zwei Wochen täglich als Tee getrunken werden.

Wer hohe Cholesterinwerte hat, fügt noch 20 Stück Goji-Beeren hinzu oder – noch besser – weicht die Goji-Beeren einfach im fertigen Tee ein und isst sie.

Niedriger Blutdruck – Hypotonie

Wovon die einen zu viel haben, haben andere zu wenig. Das betrifft ebenso den Blutdruck. Der zu niedrige Blutdruck – medizinisch Hypotonie – gilt im Allgemeinen als weniger gefährlich als der zu hohe. Dabei sorgt er mitunter nicht minder für Beschwerden: Benommenheit und Kopfschmerz, Schwindel und Schwarzwerden vor den Augen, ja manchmal sogar Ohnmachtsanfälle mit kaltem Schweißausbruch können Anzeichen für zu niedrigen Blutdruck sein. Harmloser, aber ebenfalls störend sind kalte Hände und Füße. Ursache ist häufig einfach eine erbliche Veranlagung, zum Teil aber auch andere körperliche Störungen.
Gefährlich werden kann eine Schwäche des Herzmuskels, z. B. nach Herzmuskelentzündung oder Herzinfarkt. Es kann auch sein, dass die Blutgefäße durch Blutarmut, Blutverlust oder zu geringe Flüssigkeitszufuhr zu wenig gefüllt sind. Wenn jemandem beim Aufstehen schwindelig wird, spricht man von „orthostatischem Schwindel", weil dieser nur in aufrecht stehender (aufrecht = orthos, stehend =

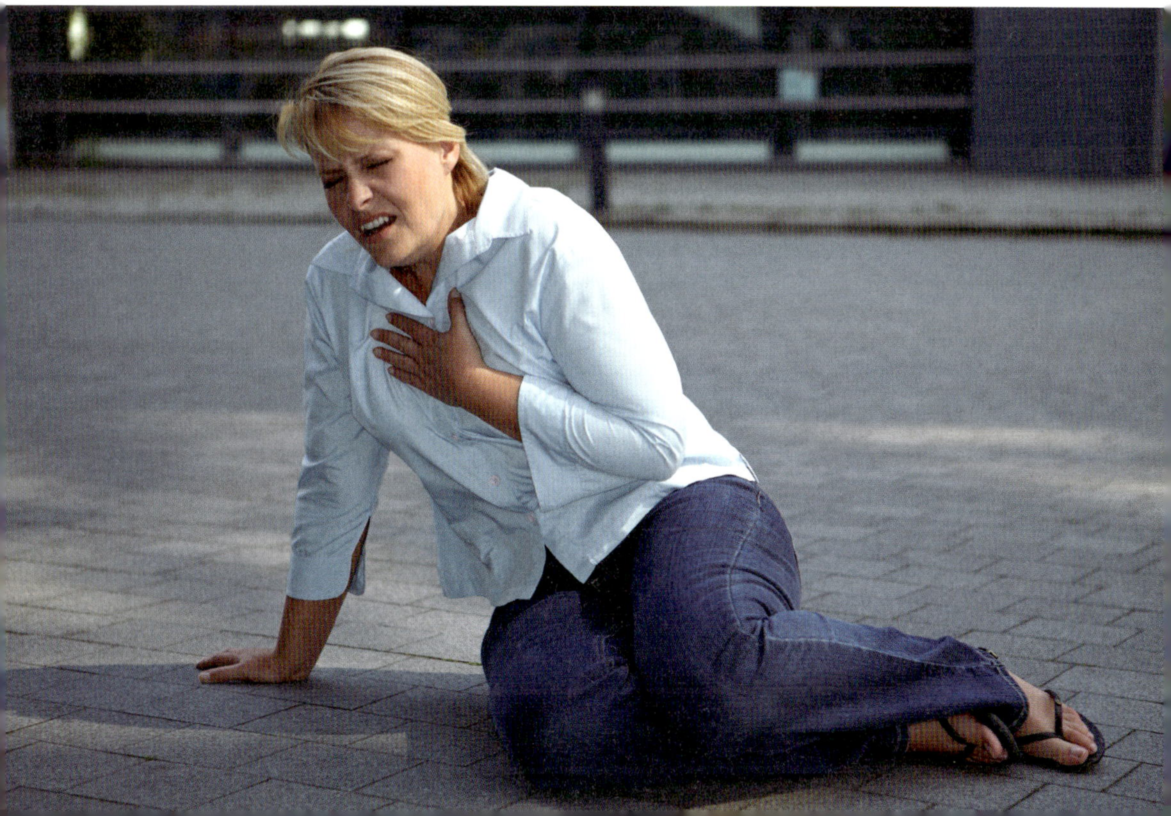

static) Körperhaltung auftritt. Ursache ist das Versacken des Blutes in den Beinen, beispielsweise ausgelöst durch Krampfadern oder allgemeine Bindegewebsschwäche. Dazu kommt es aber auch oft bei Blutarmut, z. B. bei langem Sitzen. Auch diverse Medikamente, wie Nitroglycerin, setzen den Blutdruck herab.
Für die TCM lautet die **Diagnose Qi-, Blut- oder Yang-Mangel**; ein Kollaps ist ein „Zusammenbruch des Yang". Betroffen können die Organe Herz, Milz und Niere sein.

Allgemein als schädlich angesehen werden häufiges und langes Sitzen oder Stehen, Unterernährung und Austrocknung. Interessanterweise kann auch Alkohol durch Gefäßerweiterung den Blutdruck vorübergehend senken. Aber Achtung: Alkohol in größeren Mengen und vor allem in Verbindung mit Stress und Rauchen lässt den Blutdruck gefährlich ansteigen! Auch Kaffee hat so seine Tücken: Kurzfristig hebt er zwar den Blutdruck an und aktiviert, diese Wirkung ist aber rasch vorbei, und dann sackt der Blutdruck erst recht in den Keller.

Empfohlen werden regelmäßiges **warmes Essen und Getränke**, ebenso regelmäßiges **körperliches Training**, um den Herzmuskel aufzubauen. Nordic Walking, Laufen oder – wer es mag – meditative asiatische Bewegungsübungen wie Taiji sind sinnvoll.

▲ **Gut:** Bei Hypotonie empfehlen sich blutbildende und Energie erzeugende Nahrungsmittel.

- Fleisch: Wildfleisch (vor allem Hirsch), Lamm-, Rind- und Hühnerfleisch, Krabben, Forelle
- Getreide und Nüsse: Walnüsse, schwarze Sesamsamen, Linsen, Erdnüsse mitsamt der roten Innenschale
- Sonstiges: Judasohren*, rote Datteln*, Honig
- Getränke: schwarzer Tee, Ginsengtee*
- Gewürze: Salz, Ingwer, Lauch, Kurkuma (in Curry enthalten) und ein wenig Pfeffer

TIPP

Ginseng wirkt stärkend und blutbildend. Fragen Sie Ihren Arzt, ob eines der zahlreichen auf dem Markt angebotenen Ginseng-Produkte für Sie geeignet ist.*

Sojabohnen-Knöterich-Suppe

Zutaten für 1 Portion

*50 g schwarze Sojabohnen**

30 g Knöterichwurzel (Polygoni multiflori Radix)*

Sojabohnen über Nacht einweichen. Anschließend zusammen mit der Knöterichwurzel 30 Minuten in 500 ml Wasser kochen.
1 x täglich als Suppe essen.

Variante:
Bei Anämie (Blutarmut) sollten 50 g Goji-Beeren (Bocksdornfrüchte, Lycii Fructus) mitgekocht werden.

Die Suppe nährt Blut und stärkt angeborene Essenz Jing und Qi.

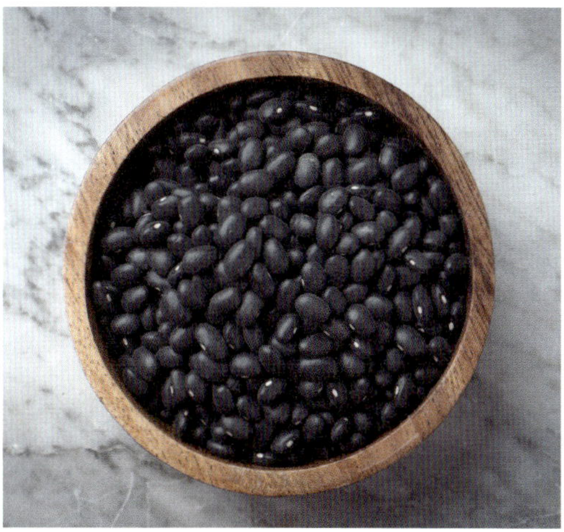

schwarze Sojabohnen

Wer etwas gegen seinen niedrigen Blutdruck tun und dabei kulinarisch genießen möchte, für den habe ich folgendes schmackhafte Rezept:

Fleisch-Suppe mit Früchten gegen niedrigen Blutdruck

Zutaten für 2–3 Portionen

500 g Lamm-, Rind- oder Hühnerfleisch
5 Scheiben Ingwer
*8 rote Datteln**
*8 Stück Longan-Früchte**
10–20 Stück Goji-Beeren
*30 g Judasohren**
3 Lauchzwiebeln
Salz, ein Hauch Pfeffer

Alle Zutaten zusammen kochen, bis das Fleisch weich ist. Mit einem Schuss Sherry nachwürzen und gleich genießen.
Als Suppe etwa 2–3 x pro Woche verzehren.

Auch für niedrigen Blutdruck verfügt die Traditionelle Chinesische Medizin über Präparate. So sollte in jeder Arztpraxis **„Puls erzeugendes Pulver“** (sheng mai san*) vorrätig sein für den Fall, dass ein Patient einen Kollaps erleidet. Es besteht aus einem Yin nährenden (Ophiopogon, Schlangenbart, eine japanische Pflanze), einem Qi stärkenden Anteil (Ginseng) und einem Medikament, das Schwitzen und Flüssigkeitsverlust vermeidet (Schisandra).

TIPP

Wenn Ihnen öfter schwarz vor den Augen oder schwindelig wird, sollten Sie sich das „Puls erzeugende Pulver“ verschreiben lassen. Zur Einnahme empfehle ich es in Form von Granulat oder als hydrophiles Konzentrat, damit Sie es immer bei Bedarf parat haben.

Zu viel „Fett“ im Blut – Hypercholesterinämie

„Gutes“, „schlechtes“ und „normales“ Cholesterin

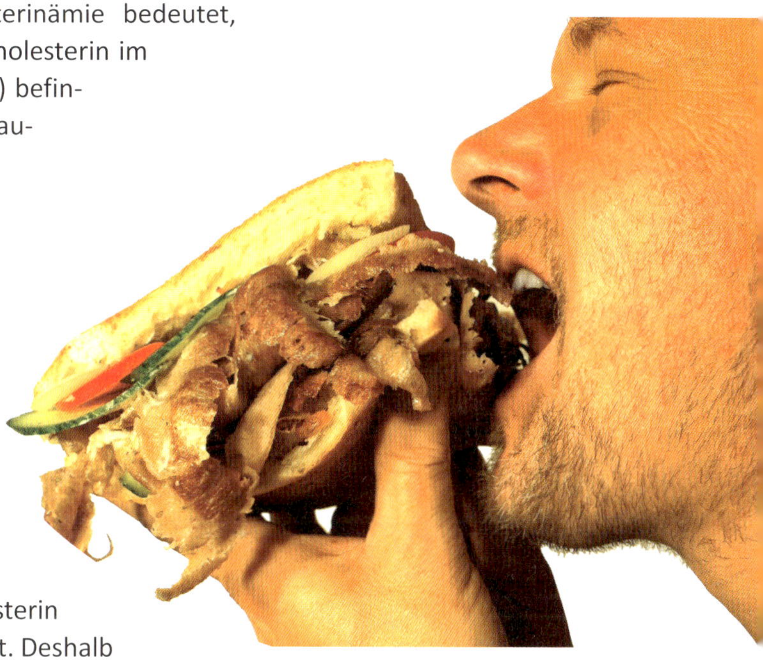

Der Ausdruck Hypercholesterinämie bedeutet, dass sich zu viel („hyper“) Cholesterin im Blut (auf Griechisch „haima“) befindet. Cholesterin ist ein Fettbaustein des Körpers, welcher mit anderen Fetten in die Umhüllungen der Körperzellen (Zellmembranen) eingebaut wird. Er ist ein Grundstoff für viele Hormone und wird von der Leber zu Galle verarbeitet. Cholesterin an sich ist also nicht „schlecht“, sondern lebenswichtig.

Als reines Fett löst sich Cholesterin weder in Wasser noch im Blut. Deshalb ist es im Blut in chemischen Verbindungen mit Eiweißstoffen (Proteinen), als sogenanntes Lipoprotein, gelöst. Das Cholesterin mit dem höheren Eiweißanteil reist flott wie ein Ferrari durch die Gefäße und heißt **HDL** – **H**igh-**D**ensity-**L**ipoprotein. Im Gegensatz dazu löst sich das „schlechte“ Cholesterin **LDL** (**L**ow-**D**ensity-**L**ipoprotein) weniger gut, bewegt sich eher zögerlich durch die Adern, bleibt an den Gefäßwänden hängen und kann so zur Verengung und Verkalkung der Arterien führen. Man sollte also darauf achten, dass der LDL-Wert nicht zu hoch, der HDL-Wert hingegen im Verhältnis dazu nicht zu gering wird! Deshalb werden verschiedene Öle und fetthaltige Früchte empfohlen, um die angemessene Verteilung aufrechtzuerhalten.

Spüren können wir die Hypercholesterinämie tückischerweise erst, wenn bereits eine Gefäßverengung vorliegt. Sonst kann sie nur durch eine Blutuntersuchung festgestellt werden. Der Cholesterinwert wird in Milligramm pro Deziliter Blut (mg/dl) oder in Millimol pro Liter (mmol/l) gemessen, der **Idealwert** liegt **unter 200 mg/dl** bzw. unter 3,4 mmol/l, bei Werten über 240 mg/dl ist Handlungsbedarf gegeben, um die verheerenden Langzeitfolgen zu vermeiden.

TIPP

Ein einfaches Mittel zur Vorbeugung: Täglich mindestens 20 Stück rohe Goji-Beeren (Lycii Fructus – gou qi zi) einnehmen. Sie schmecken ähnlich wie Rosinen und können einfach so nebenbei geknabbert werden. Auch als Zusatz zum Müsli oder aufgeweicht in Sekt oder Fruchtsaft sind sie sehr angenehm.

Langzeitfolgen eines erhöhten Cholesterinspiegels

Sind die Herzkranzgefäße stärker betroffen, kommt es zur Brust-/Herz-Enge (Angina pectoris), bei Verschluss zum Herzinfarkt. Die Verengung der Hirngefäße kann Schwindel, Sehstörungen und – typisch – sogar vorübergehende Sprachstörungen auslösen; hier führt ein Verschluss zum Schlaganfall. Verengte Beinarterien sind die Ursache für die „Schaufensterkrankheit", auch „Raucherbein" genannt: Die Betroffenen müssen schon nach einer kurzen Gehstrecke stehen bleiben, weil die Durchblutungsstörung Schmerzen in den Beinen verursacht. Sie erwecken dabei den Eindruck, dass sie jedes Schaufenster fasziniert betrachten – daher der Name „Schaufensterkrankheit". Raucher sind davon besonders häufig betroffen.

Die Ursachen eines erhöhten Cholesterinspiegels

Mögliche Ursachen für einen erhöhten Cholesterinspiegel gibt es viele: Veranlagung, fettreiche Ernährung, Bewegungsmangel und Alkoholismus können eben-

so dazu führen wie diverse Krankheiten: etwa Schilddrüsenunterfunktion, Diabetes, aber auch Nierenkrankheiten. Auch bestimmte Medikamente wie Kortison, Hormonpräparate oder Betablocker erhöhen den Cholesterinspiegel.
Bemerkenswert ist, dass ein relativ hoher Wert in nördlichen Ländern häufiger auftritt als in südlichen oder in Asien, was an den Ernährungsgewohnheiten liegt.

Gute und schlechte Fette

Glauben Sie ja nicht, was man Ihnen jahrzehntelang einreden wollte, nämlich, dass jedes Pflanzenfett und jede Margarine gesünder seien als Butter! Vom Gehalt an verschiedenen Fettsäuren hängt es nämlich ab, wie ungesund oder gesund ein Fett ist: Man unterscheidet gesättigte, einfach und mehrfach ungesättigte Fettsäuren und Trans-Fettsäuren.

Gesättigte Fettsäuren

Gesättigte Fettsäuren erhöhen zwar den Cholesterinwert im Blut, haben aber den Vorteil, dass sich beim Erhitzen keine schädlichen Trans-Fettsäuren bilden. Gesättigte Fettsäuren finden sich – mit Ausnahme tropischer Öle – hauptsächlich in Fetten, die bei Zimmertemperatur fest sind: Butter (62 %) und sonstige Milchprodukte, Rinds-, Schaf- und Schweinefett.
Achtung! Noch höhere Anteile an diesen Fetten als Butter haben Palm- und Kokosfett sowie alle künstlich gehärteten Fette, beispielsweise Margarine.

FAUSTREGEL
Je stärker gehärtet (fester) ein Fett ist, desto mehr gesättigte Fettsäuren enthält es.

Mehrfach ungesättigte Fettsäuren

Mehrfach ungesättigte Fettsäuren findet man in Pflanzenfetten wie Distel-, Raps-, Sonnenblumenkern-, Sojabohnen- und Maisöl sowie in manchen Margarinen. Sie senken den Cholesterinspiegel im Blut.

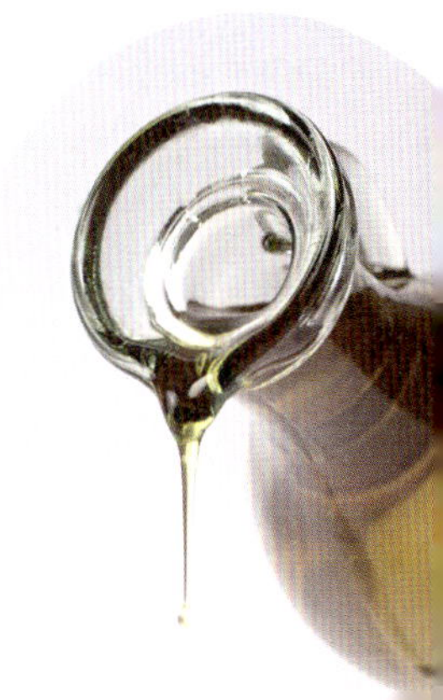

Aber Achtung: Beim Erhitzen bilden sich sehr schnell Trans-Fettsäuren, und diese sind das reinste Gift! Übrigens gehört auch die viel beworbene Omega-3-Fettsäure zu den mehrfach ungesättigten Arten.

Einfach ungesättigte Fettsäuren

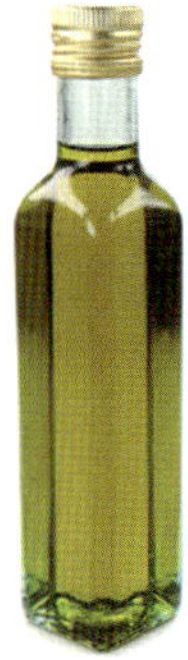

Einfach ungesättigte Fettsäuren sind eines der Geheimnisse der gesunden Mittelmeerküche. Sie senken den „bösen" Cholesterinspiegel, das LDL, zugunsten des „guten" HDL. Beim Erhitzen entstehen Trans-Fettsäuren, allerdings nicht ganz so schnell wie bei den mehrfach ungesättigten Fettsäuren. Den höchsten Anteil an einfach ungesättigten Fettsäuren hat Olivenöl (74 %). Es ist das einzige Öl dieser Gruppe, das auch zum Braten empfohlen werden kann, allerdings nur bei niedrigen Temperaturen. Aus dieser Sicht eignen sich Raps- (55 %) und Erdnussöl (46 %) wegen ihres hohen Gehalts an mehrfach ungesättigten Fettsäuren zum Braten und Backen nicht besonders gut.

Trans-Fettsäuren

Trans-Fettsäuren entstehen beim Härten und beim Erhitzen ein- oder mehrfach ungesättigter Fettsäuren und bereiten den besten Boden für Arteriosklerose und Herzinfarkt. Daher ist die Verwendung sämtlicher Fette mit hohem Anteil an ungesättigten Fettsäuren als Brat- und Backfett nicht sinnvoll, so gesund sie auch roh genossen sein mögen. Besonders viele Trans-Fette nehmen wir mit Frittiertem zu uns, Spitzenreiter sind Pommes frites. Verborgen finden sie sich aber auch in Zwieback, Crackern, Kuchen, Pasteten, Keksen usw. sowie in Frühstücksflocken mit Fettzusatz.

Schlecht bei erhöhten Cholesterinwerten

Neben den gesättigten, gehärteten und erhitzten ungesättigten Fetten ist besonders von Eiern aller Art (auch Kaviar), fettem Fleisch, tierischem Fett, insbesondere Speck, Schmalz und Innereien, abzuraten. Über Nutzen und Schaden von Fischölen und Milchprodukten wird diskutiert. Man sollte jedenfalls bedenken, dass man bei einem durchschnittlichen Tagesverbrauch an Milchprodukten von

ca. 750 Kilokalorien etwa 160 mg Cholesterin zu sich nimmt. Das entspricht der Cholesterinmenge von etwa 53 Schinkenscheiben!
Die chinesische Medizin warnt auch vor Krabben, Krebs, Tintenfisch und zu viel Süßem.
Ebenso kontraproduktiv ist natürlich Rauchen, weil es zur Gefäßverengung führt.

Gut bei erhöhten Cholesterinwerten

Um den LDL-Cholesterinspiegel im Blut zu senken, sind regelmäßige körperliche Bewegung und gesunde Ernährung Pflicht. Bei der Ernährung möchte ich Ihnen vor allem Folgendes ans Herz legen:

▲ **Gut:**

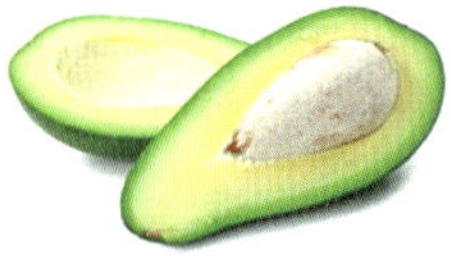

- Gemüse: Besonders empfehlenswert ist Avocado (fördert HDL!), Melanzani, gut sind aber auch Fisolen, alle Arten Kohl, Rettich, Sellerie, grüner Paprika, Tomate
- Getreide: Weizenkeimlinge, Reis
- Pilze: Champignon, Herrenpilz, Eierschwammerl, Judasohr*, Ganoderma* (ein weiterer „Vitalpilz"), Shiitake
- Hülsenfrüchte: gelbe Sojabohne, Mungbohne* (auch Mungobohne), Saubohne (= Ackerbohne), Tofu
- Obst und Nüsse: Datteln, Goji-Beeren (mindestens 20 Stück pro Tag), Papaya, Sonnenblumenkerne, Weißdorn-Früchte*

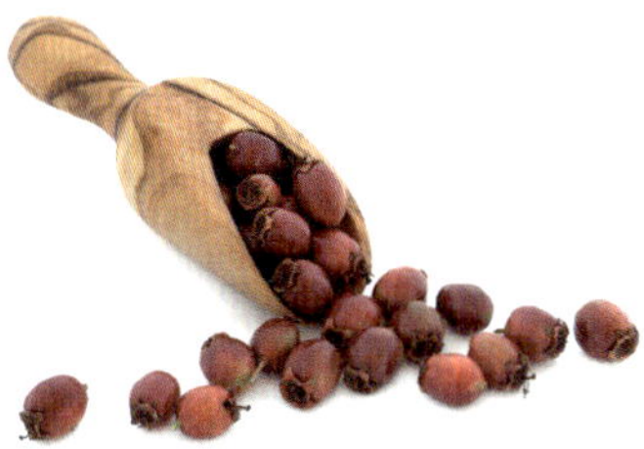

Weißdorn-Früchte

- Fleisch: Kaninchen
- Fisch und Meeresprodukte: Algen- und Tang-Produkte*
- Fette: Die „gesunden" Fette mit hohem Gehalt an einfach ungesättigten Fettsäuren eignen sich am besten roh, z. B. in Salat oder Carpaccio. Stark erhitzt entwickeln sich die giftigen Trans-Fettsäuren. Roh oder nur bei nied-

riger Temperatur zum Kochen eignet sich am besten Olivenöl (enthält 74 % einfach und nur 8 % mehrfach ungesättigte Fettsäuren!), Raps-, Avocado- und Erdnussöl.

- Gewürze und Genussmittel: Knoblauch, Salz ist erlaubt
- Getränke: Grüner Tee, Pu-Erh-Tee*, Pfefferminztee; täglich 1 Glas Rotwein

▼ **Schlecht:**

- „ungesunde" Fette, d. h. gesättigte, gehärtete Fette, aber auch ungesättigte Fettsäuren, wenn sie erhitzt werden
- tierisches Fett, v. a. Speck, Schmalz und Innereien, aber auch Eier aller Art (auch Kaviar)
- Krabben, Krebs, Tintenfisch
- große Mengen an Süßem

Spezialrezepte

Für blasse, dicke Typen, die ein bisschen aufgequollen wirken (Schleim-Feuchtigkeit):

Reis-Congee (Reissuppe)

Zutaten für 1 Portion

50 g Reis
15 g Mandarinenschalen (Citri reticulatae Pericarpium – chen pi)*
5 Stück Kaki-Kelche, d. h. das grüne „Krönchen" der Kakifrucht (Kaki Calyx – shi di)
15 g Weißdorn-Früchte (Crataegi Fructus – shan zha)*
Ingwer und Kandiszucker oder Salz und Knoblauch zum Würzen

Reis mit Weißdorn-Früchten, Kaki-Stängeln und -Kelchen und getrockneten Mandarinenschalen in ½ Liter Wasser 40 Minuten kochen und nach Belieben würzen. Die Suppe 1 x täglich essen.

Für blasse, ständig frierende Typen (Yang-Mangel):

Eingelegter Knoblauch mit Erdnüssen

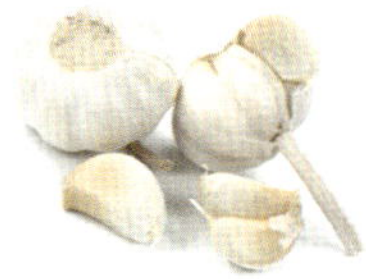

Zutaten

500 g geschälte Knoblauchzehen
250 g Erdnüsse (ohne rote Außenhaut)
Essig

Knoblauch und Nüsse mit Essig gerade bedecken. Etwa drei Monate lang einlegen und dann täglich sieben Erdnüsse und zwei Knoblauchzehen knabbern.

Wenn einem leicht kalt ist und man zusätzlich Kreuzschmerzen und schwache Knie hat: Hier sind Walnüsse bestens geeignet! Ich empfehle zum Beispiel Walnuss-Sesam-Milch (Seite 69). Oder Sie mischen einfach Walnüsse in Ihr Frühstücksmüsli.

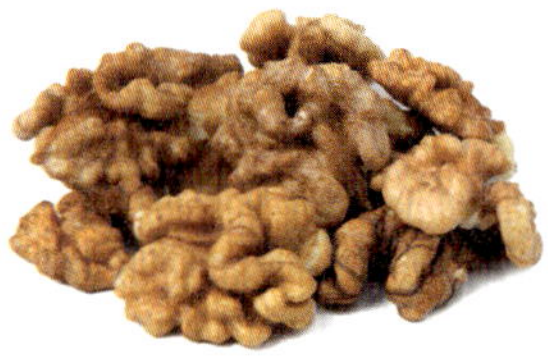

Walnüsse gegen Kreuzschmerzen und schwache Knie

Für hitzige Typen (Leber-Feuer/Schleim-Hitze):
„Leber-Feuer" ist in der TCM mit folgenden Symptomen verbunden: Spannungsgefühl, vielleicht auch Schmerzen im Flankenbereich, bitterer Mundgeschmack. Sie sind reizbar, „Explosionsgefahr" besteht besonders nach Alkoholgenuss. Hilfreich sind Salate oder Säfte aus Kiwi, Papaya, Honigmelone und Tomate. Dazu können Sie die Früchte in beliebiger Menge mischen. Wer es lieber warm mag, bereitet sich eine Suppe aus heimischen Pilzen oder Shiitake-Pilzen.

Vogerlsalat (Feldsalat)-Risotto

Zutaten für 1 Portion

50 g Reis

50 g Vogerlsalat

Salz, etwas Knoblauch

Reis in ½ Liter Wasser 45 Minuten lang kochen. Gegen Ende der Kochzeit Vogerlsalat kurz darin ziehen lassen, salzen und nach Belieben mit ein wenig Knoblauch würzen (aber nur wenig, denn er entwickelt Hitze!).
Als Risotto oder Suppe verzehren.

Menschen, die laut TCM unter Schleim-Hitze leiden, sind korpulent, schwitzen leicht und haben alte Pickel, die von Zeit zu Zeit eitrig werden. Auch hier eignet sich ein Obst- und Gemüsesaft aus Kiwi, Papaya, Honigmelone oder Tomate.

TIPP

- *Wenn Sie laut TCM leicht Schleim-Hitze entwickeln, ersetzen Sie beim Kochen das Fleisch nach Möglichkeit durch Tofu.*
- *Die erbliche Belastung spielt eine wesentliche Rolle, aber man kann den verheerenden Folgen des hohen Cholesterinspiegels vorbeugen – achten Sie auf ausgewogenes, gesundes Essen und körperliche Bewegung!*
- *Trans-Fettsäuren meiden! Diese sind in gehärteten Fetten, Frittiertem und Junk-Food enthalten. Lesen Sie die Produktdeklaration auf der Packung, bevor Sie etwas kaufen, es lohnt sich.*
- *Fette mit gesättigten Fettsäuren – etwa Butter oder Kokosfett – eignen sich zum Braten und Backen, weil sie wenige Trans-Fette entwickeln, aber nicht zum Rohgenuss.*
- *Fette mit ungesättigten Fettsäuren sind ungeeignet zum Braten und Backen, aber bestens zum Rohgenuss. Im Allgemeinen sollten Sie Olivenöl und alle anderen Öle mit ungesättigten Fettsäuren nicht zu stark erhitzen.*

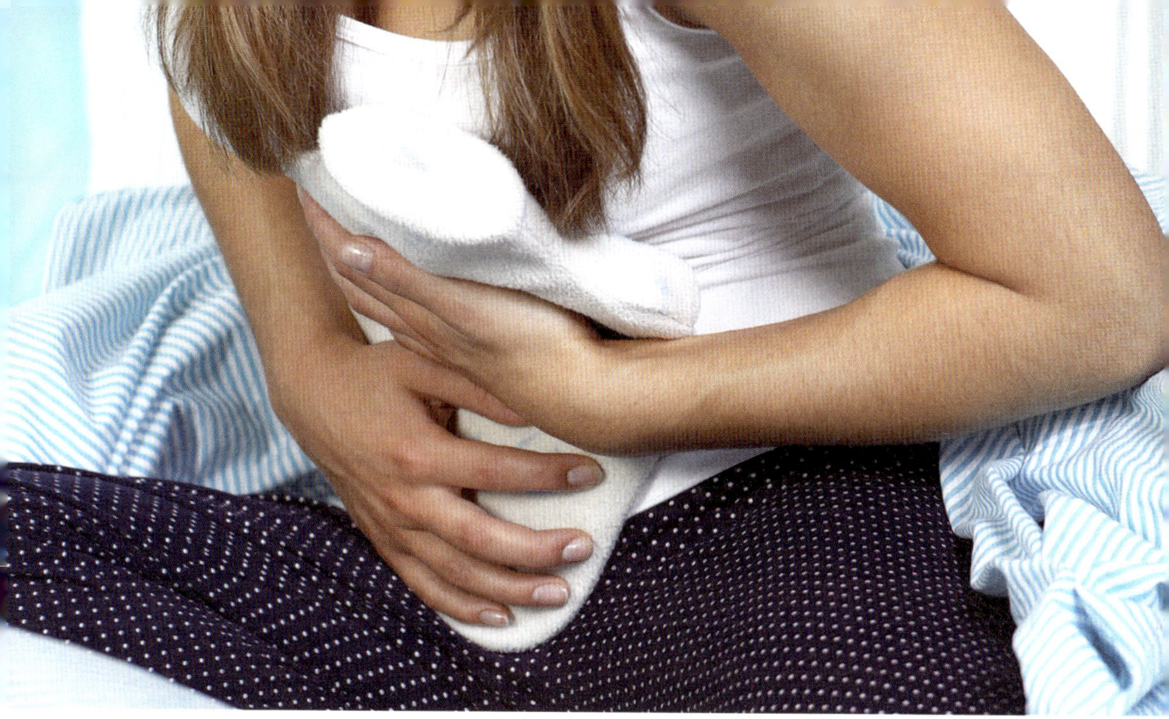

Frauengesundheit

Frauenheilkunde ist ein eigenes Fach der Traditionellen Chinesischen Medizin und heißt fu ke 妇科, die Wissenschaft (ke) von den Frauen (fu), oder jing dai chan hou 经 带 产 后, wörtlich Fluss (Monatsblutung), Ausfluss, Schwangerschaft/Geburt, nach der Entbindung.

Menstruationsstörungen

Um zu vermeiden, dass jede Monatsblutung zum Albtraum wird, gibt es unzählige Rezepte aus dem Erfahrungsschatz der TCM. Sie alle haben das Ziel einer regelmäßigen Blutung (ohne Schmerzen und Brustspannung, ohne Klumpen); sie soll nicht zu viel oder zu wenig, nicht zu lang, nicht zu kurz sein und ohne nachfolgende Erschöpfung ablaufen. Kurz gesagt: Blut muss glatt fließen und ausreichend vorhanden sein.

Viele Chinesinnen verwenden Kräuterwein, weil dieser die Zirkulation anregt und die schmerzstillende Wirkung von Arzneien verstärkt.

Kräuterwein

Zutaten für die Zubereitung in der Apotheke*:

30 g Angelika-Wurzel (Angelicae sinensis Radix – dang gui)
15 g weiße Pfingstrosenwurzel (Paeoniae Radix alba – bai shao)
15 g rote Pfingstrosenwurzel (Paeoniae Radix rubra – chi shao)
15 g Kraut der Unsterblichkeit (Gynostemmatis Herba seu Rhizoma – jiao gu lan)
50 g Goji-Beeren (Lycii Fructus – gou qi zi)
50 g Longan-Fruchtfleisch (Longan Arillus – long yan rou)
20 g Kokospilz (Poria – fu ling)
30 g getrocknete Mandarinenschalen (Citri reticulatae Pericarpium – chen pi)
30 g Feuerspornkraut (Cynomorii Herba – suo yang)

Die Basismischung wird in 1 l Rotwein oder – für bessere Haltbarkeit – in 40%igem Alkohol angesetzt. Mindestens 2 Wochen ziehen lassen, dann abseihen und täglich abends vor dem Schlafengehen ein Schnapsglas voll trinken.

Bitte fragen Sie Ihren TCM-Arzt, ob diese Formel für Sie geeignet ist und was für Sie persönlich geändert werden soll!

Sind die Schmerzen eine Kältefolge, z. B. aufgrund von Schwimmen in kaltem Wasser, dann wendet man äußerlich Wärme an (Wärmflasche, Heizkissen). In China führt man **Moxibustion** durch, das ist Erwärmung durch glosendes Beifußkraut* (Artemisia argyi).

▲ **Gut:** Zimt-Tee, Gewürznelken, getrockneter oder kandierter Ingwer, Fenchel und warmer Wein wärmen von innen. Bereiten Sie sich am besten einen Punsch oder Glühwein aus diesen Zutaten!

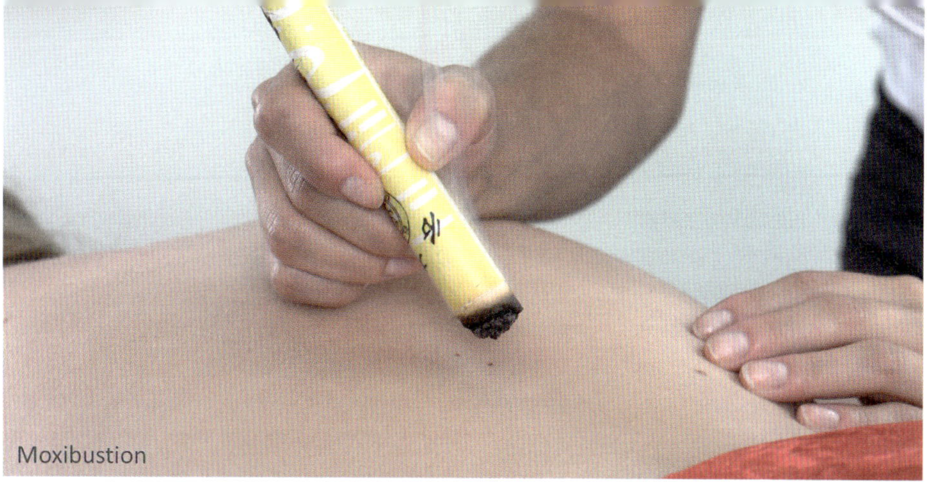
Moxibustion

Schmerzlinderung durch Anregung der Qi- und Blutzirkulation

In einem wahrlich „schönen" Rezept werden Rosenknospen und Hagebutten der China-Rose* (Rosae chinensis Flos et Fructus – yue ji hua) verwendet, welche die schmerzhafte Blut-Stagnation behandeln: Man verwendet 15 bis 20 Gramm der frischen Blüten und Früchte und lässt sie 10 Minuten in heißem Wasser ziehen. Eine besonders wirksame Rezeptur wird „Zwei-Blumen-Tee" genannt. Hier werden zwei Rosensorten und schwarzer Tee verwendet:

Zwei-Blumen-Tee

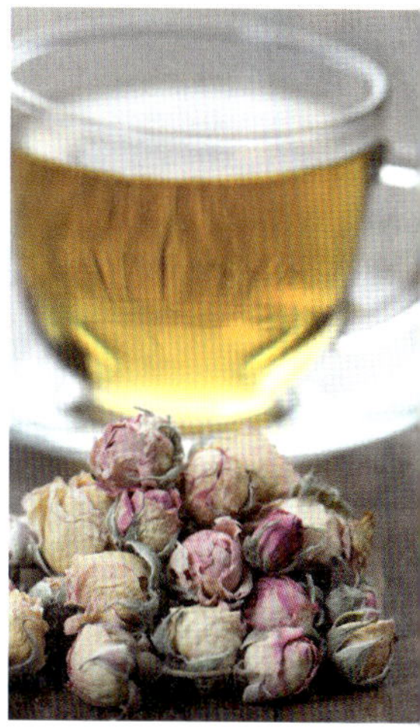

Zutaten für 1 Portion

9 g Blüten und Hagebutten der China-Rose (Rosae chinensis Flos et Fructus – yue ji hua)*

9 g Kartoffel-Rosenblüten (Rosae rugosae Flos – mei gui hua)*

3 g aromatisierter schwarzer Tee

Die frischen Blüten und Früchte 10 Minuten in heißem Wasser ziehen lassen. Schwarzen Tee hinzufügen.

Blüten und Hagebutten der China-Rose bewegen das Blut, Kartoffel-Rosenblüten bewegen Qi. Aromatisierter schwarzer Tee erwärmt, fördert die Durchblutung und regt die Urinbildung an.

Distelblüten-Glühwein gegen Bauchschmerzen

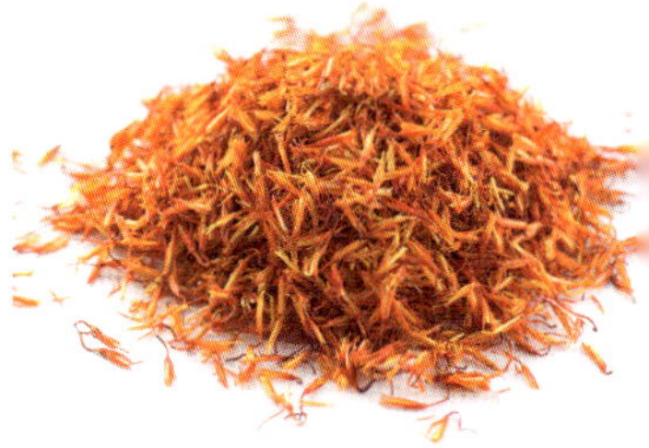

Färberdistel-Blüten

Zutaten für 1–2 Portionen

30 g Färberdistel, Blüten (Carthami Flos – hong hua)*
200 ml Rot- oder Weißwein

Die Blüten im Wein so lange kochen, bis der Wein auf die Hälfte eingedampft ist. Das Rezept wirkt warm getrunken besonders gut gegen heftige, stechende Bauchschmerzen.

Ein Rezept, welches besonders bei starken Schmerzen zu Beginn der Monatsblutung wirkt:

Distel-Schnaps gegen Regelschmerzen

Zutaten für 1 Liter

15 g Färberdistel, Blüten (Carthami Flos)*
15 g Lerchensporn-Wurzelknollen (Corydalis Rhizoma)*
15 g Myrrhe (Myrrha)*
15 g chinesische Angelika-Wurzel (Angelica sinensis Radix)*
1 l Alkohol (z. B. Wodka 40 %)

Die vier Zutaten werden zerkleinert und in etwa einem Liter Alkohol für mindestens eine Woche angesetzt.
Ich empfehle, täglich morgens und abends vor dem Essen je ein Schnapsglas voll einzunehmen.

Lerchensporn-Wurzelknollen helfen übrigens auch bei Migräne, Myrrhe ist auch hilfreich gegen Rheuma. Chinesische Angelika-Wurzel wirkt blutbildend.

TIPP

Blutbildende Nahrungsmittel

Die folgenden „Leckereien" kann man einfach so knabbern, als Tee oder Suppe zubereiten oder beim normalen Essen mitkochen. Sie schmecken auch im Müsli, besonders wenn man sie am Vorabend einweicht.

- *Goji-Beeren (Bocksdornfrüchte, Lycii Fructus – gou qi zi) kann man in diversen Supermärkten kaufen. Sie erinnern an Rosinen, sind süß, machen strahlende Augen und schönes Haar.*
- *Longan-Früchte* oder Longane (long yan) heißen wörtlich übersetzt „Drachenaugen". Getrocknet bekommt man sie in der Apotheke, frisch nur selten unter dem Namen „thailändische Litschi". Ob frisch oder getrocknet, sie schmecken köstlich und stärken obendrein Konzentration und Gedächtnis.*
- *Rote Datteln* (Jujubae Fructus – da zao) stärken vorwiegend die Lebensenergie Qi, wirken zusätzlich blutbildend und dämmen übermäßiges Schwitzen ein. Sie schmecken leicht süß und ein bisschen langweilig und sind in Apotheken erhältlich.*
- *Schwarze Sesamsamen (hei zhi ma): werden trocken geröstet und entweder einfach so gegessen oder zusammen mit schwarzen Teeblättern als Tee gekocht.*

Die spärliche Monatsblutung

Eine sehr kurze oder eine Blutung mit sehr kleiner Blutmenge kann durch Unterernährung, Überanstrengung oder psychische Probleme entstehen und die Vorstufe zum vollständigen Ausbleiben der Menstruation (Amenorrhoe) sein, verbunden mit dem Verlust der Fruchtbarkeit. Jüngere Frauen sollten ihre Ernährung umstellen und Fleisch sowie andere tierische Produkte zu sich nehmen. Hilfreich sind blutbildende Früchte und unter anderem der „Monatsblutung regulierende Tee".

Monatsblutung regulierende Teemischung* (tiao jing cha)

Zutaten für die Zubereitung in der Apotheke

9 g chinesische Angelika-Wurzel (Angelica sinensis Radix – dang gui)*

6 g chinesischer Liebstöckel (Ligustici chuanxiong Rhizoma – chuan xiong)*

6 g Herzspannkraut (Leonuri Herba – yi mu cao)*

Die Mischung wie Tee mit heißem Wasser aufgießen. Wenn Angelika enthalten ist, am besten ein wenig kochen lassen.
Herzspannkraut wirkt entweder in dieser Kombination oder auch allein als Tee (45–60 g): Mit heißem Wasser aufgießen und mit braunem Zucker gesüßt trinken.

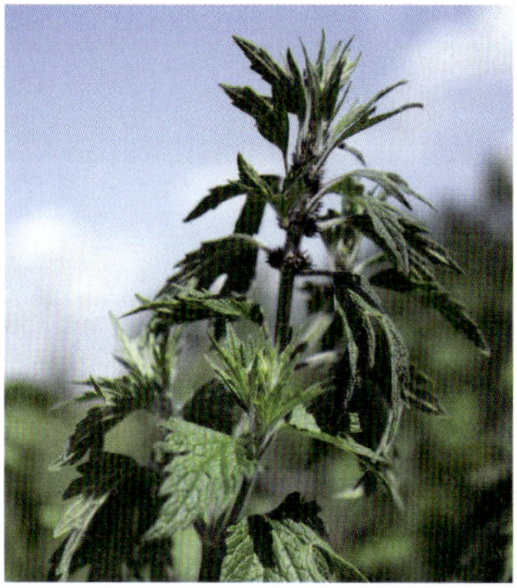

Das Herzspannkraut (Leonurus) wird auch chinesisches Mutterkraut oder Löwenschwanz genannt (yi mu cao). Angelika-Wurzel (Angelica sinensis Radix – dang gui) fördert Blutbildung und Zirkulation und ist *die* Frauenarznei in China. Der Wurzelanhang des chinesischen Liebstöckels (chuan xiong) fördert vorwiegend die Zirkulation und wirkt schmerzstillend.

Herzspannkraut (Leonurus)

Die abnorm starke oder verlängerte Monatsblutung

Ausgelöst kann diese Art der Blutung werden durch eine Schwäche der Gebärmuttermuskulatur, durch die Unfähigkeit, Blut in den Gefäßen zu halten, was im chinesischen Sinn als Milz-Schwäche gilt, oder durch Entzündungen.
In der TCM gelten verkohlte Materialien als blutungsstillend. Empfohlen werden dazu Pollen, besonders die Pollen des Rohrkolbens* (Typhae-Pollen). Sie werden angeröstet, bis sie verkohlt sind, und auf die betroffene Körperstelle aufgelegt.
Verlieren Sie jeden Monat viel Blut, dauert die Blutung zu lange oder hört überhaupt nicht auf, sind Sie blass, appetitlos und haben eventuell noch dazu breiige Stühle? Dann leiden Sie im Sinn der Traditionellen Chinesischen Medizin an einer Milzschwäche. Sie sollten eine Zeit lang täglich einen Tee aus Judasohren und chinesischen Datteln trinken.

Dattel-Pilz-Tee bei Milzschwäche

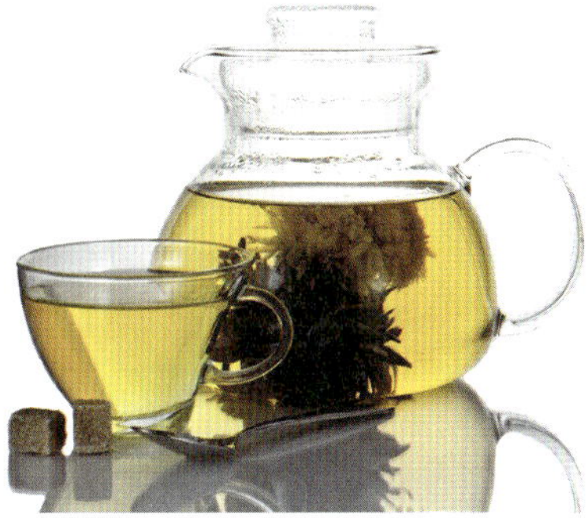

Zutaten für 1 Portion

20–30 g Judasohren (Auricularia auricula-judae – hei mu er)*

20–30 g rote Datteln (Jujubae Fructus – da zao)*

Judasohren und Datteln in heißem Wasser ziehen lassen und 1 x täglich trinken.

„Judasohren“ sind Pilze, die in feucht-warmen Biotopen an vermorschten Baumstämmen gedeihen. Sie werden in der chinesischen Küche gern verwendet und sind nahezu geschmacklos. Ihnen wird die Fähigkeit zugeschrieben, sowohl Blutgerinnsel zu vermeiden als auch Blutungen zu stillen.

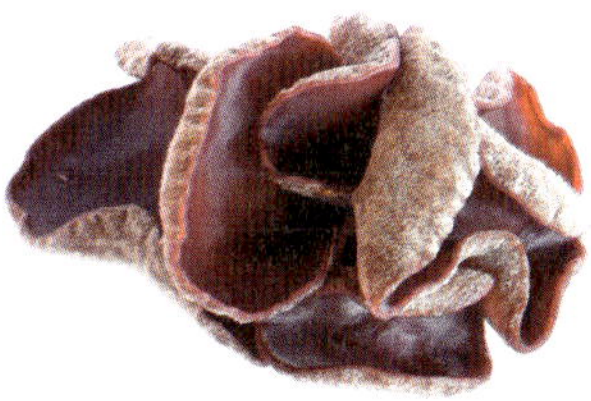

Judasohren zur Stillung von Blutungen

Gut: Bei starker Blutung und Kälteempfindlichkeit

- Gewürze: Zimt, Ingwer, Walnüsse; Fenchel, Zwiebel, Schnittlauch; Lotossamen* (sie werden in China als Süßigkeit verkauft und erinnern an den bei uns üblichen Kastanienreis)
- Fleisch: Rind-, Lamm- und Hühnerfleisch; Shrimps, Lachs und Forelle
- Getreide: Hafer, Quinoa und Reis
- Getränke: schwarzer Tee

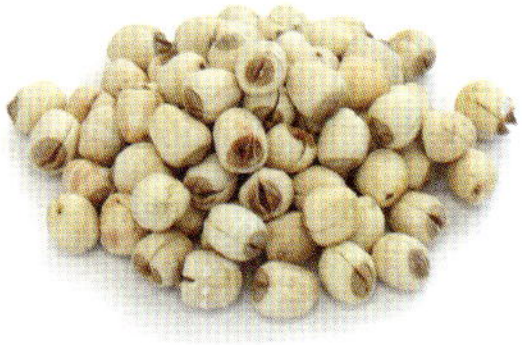

Lotossamen

Wird Ihre starke oder lange **Blutung durch eine Entzündung ausgelöst**, dann sollten Sie alles Obige meiden. Stattdessen zu empfehlen sind:

- Tee: Grüner Tee und Chrysanthemen-Tee*
- Obst und Gemüse: Spargel, Chicorée, Chinakohl, Artischocken und Melanzani, Bambussprossen, Wasser- und Zuckermelone, Kiwi, Banane und Birne
- Getreide: Buchweizen, Perlgerste, Gerste, Weizen, Amaranth*
- Fleisch: Kaninchen-, Enten- und Pferdefleisch

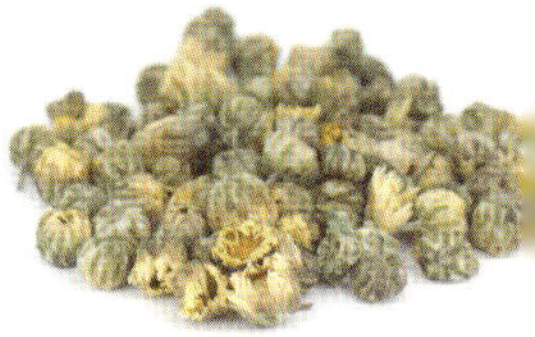

Chrysanthemen-Blüten

Ein feines Rezept ist übrigens Ente mit Artischocken gekocht (Seite 128).

Ausfluss – Fluor

Vor Ausfluss ekelt sich – berechtigt – jede Chinesin und erst recht jeder Chinese. Es könnte ja eine ansteckende Infektion dahinter sein!

Ein weißer, farb- und geruchloser Ausfluss kann in dieser Hinsicht relativ harmlos sein und laut TCM auf einer Milz- und Nierenschwäche beruhen. Zusätzlich können Kreuzschmerzen auftreten.

Weniger harmlos ist ein roter oder gelber Ausfluss. Hier ist ein Arztbesuch dringend anzuraten!

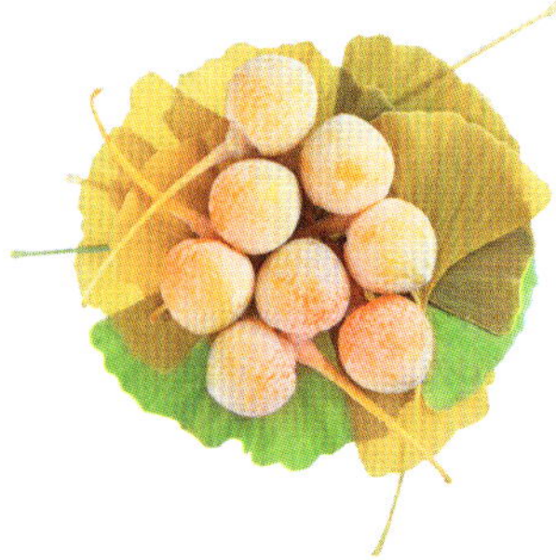

Ginkgofrüchte

▲ **Gut:**

Bei weißem Ausfluss

- Tee oder Suppe aus Datteln, Lotossamen*, Yamswurzeln* und Ginkgofrüchten* ohne Kern

Bei rotem und gelbem Ausfluss

- Obst und Gemüse: Wassermelone, Birne, Spinat, Rettich, Löwenzahn, Seetang* und Algen*, wie man sie im Sushi-Restaurant bekommt
- Grüner Tee und Jasmintee
- als Gewürze empfehlen sich Meersalz, Sojasauce, Petersilie und Sellerie

▼ **Schlecht:**

Vor allem scharfe Gewürze wie Pfeffer, Zimt, Gewürznelken und Koriander

Außerdem verwendet man gern einen einfachen Tee aus 30 Gramm **Brandschopfblüten*** (Celosiae cristatae Flos – ji guan hua). Dieser Tee behandelt auch Infektionen mit Trichomonaden, einem Geißeltierchen, das eine Entzündung der Scheide und der Harnröhre auslöst.

Schwangerschaft und Geburt

Das klassische **„Schwangerschaftserbrechen“**, Übelkeit und Kopfschmerzen während der ersten drei Schwangerschaftsmonate interpretiert die TCM als „rebellierendes Magen-Qi“ mit Irritation von Leber und Magen.

Generell soll man während der Schwangerschaft so wenige Medikamente wie möglich einnehmen. Aber ein Patentrezept, das übrigens auch bei Erkältung während der Schwangerschaft empfehlenswert ist, besteht aus zwei harmlosen Zutaten:

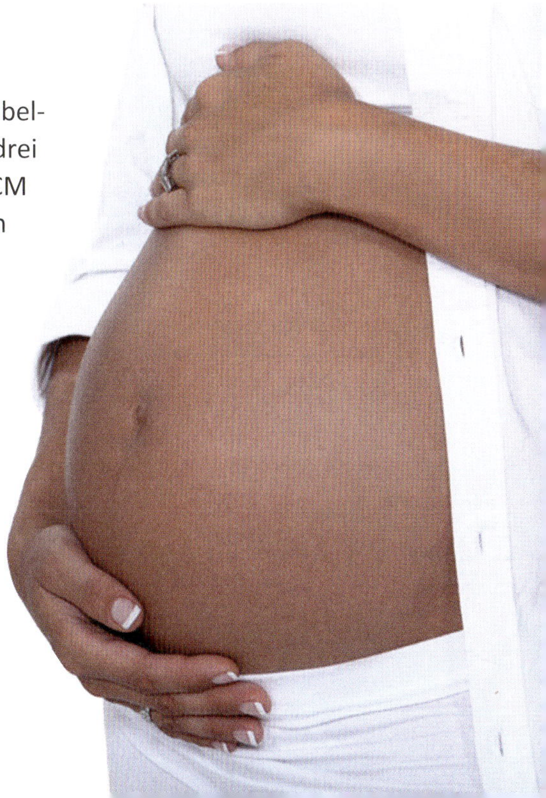

Schwarznessel-Tee

Zutaten für 1 Portion

4,5 g Schwarznessel-Blätter (Perillae Folium – zi su ye, Sie können diese auch frisch pflücken)*

einige Tropfen frischer Ingwersaft (Zingiberis succus)

Für den Ingwersaft die geschälte Ingwerknolle mit ganz wenig Wasser im Mixer zerkleinern und den erhaltenen Brei durch ein Tuch passieren.

Die Schwarznessel-Blätter ebenfalls zerkleinern und zusammen mit dem Ingwersaft in heißem Wasser ziehen lassen.

Diesen Tee kann man den ganzen Tag über trinken.

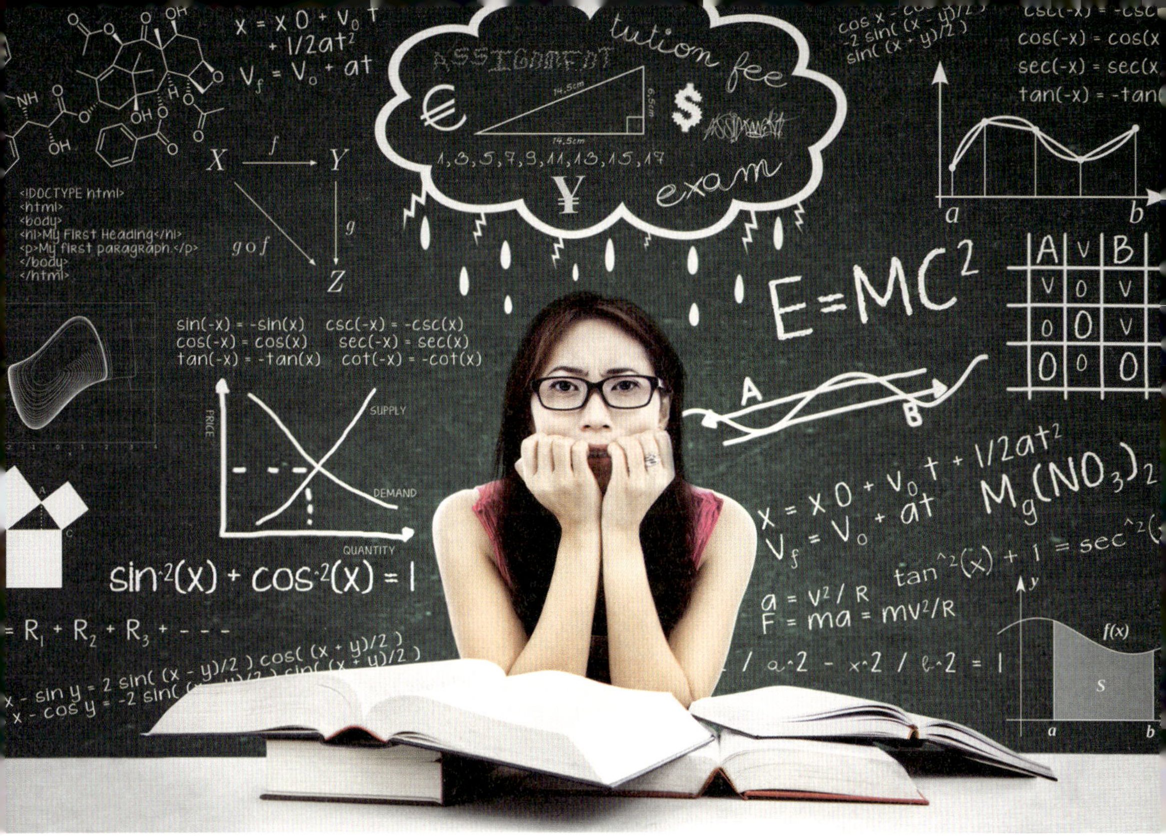

Gedächtnis und Konzentration

Glücklich ist, wer vergisst ...?

Wir alle vergessen – zum Glück! Stellen Sie sich vor, wir würden uns alles merken, da würde das Hirn, unsere „Festplatte", vor Überlastung bald zusammenbrechen. Also kann man salopp sagen, dass Vergessen an sich nicht ungesund ist. Es wird aber störend, wenn man sich überhaupt nichts mehr merken kann oder wenn man gerade im Lernen ist.

Ebenso wie unsere moderne unterscheidet auch die chinesische Medizin zwischen Lang- und Kurzzeitgedächtnis und zusätzlich Lernfähigkeit: Ein ähnliches

Konzept findet sich übrigens im Kapitel zum Haar (Seite 78ff.), denn Blut, Lebensessenz Jing und die von der Milz dafür produzierte Basissubstanz spielen auch dort eine wichtige Rolle. Wenn Sie die Hinweise zum Haar bereits kennen, dann wird Ihnen vieles von den Ratschlägen für Gedächtnis und Konzentration bekannt vorkommen.

Was man sich ewig merkt, ist laut chinesischer Medizin im Blut verankert. Für kurz- oder mittelfristige Erinnerungen hingegen ist die angeborene Lebensessenz Jing verantwortlich. Wie Sie vielleicht wissen, bekommen wir diese Essenz von den Eltern mit. Sie wird in der „chinesischen Niere" aufbewahrt. Sie prägt alle im Laufe des Lebens aufgebauten Substanzen und Energien individuell. Im Laufe unseres Lebens verbrauchen wir sie langsam, aber unaufhaltsam, und wenn sie aufgebraucht ist, dann sterben wir.

Den Unterschied zwischen **Lang- und Kurzzeitgedächtnis** konnte ich selbst aus nächster Nähe beobachten: Meine Mutter hat ihre letzten Jahre in einem Seniorenheim verbracht und dort jeden Nachmittag in der Lobby „Hof gehalten". Sie war sehr witzig und gesellig und gab in fröhlicher Runde oft Geschichten aus der Tanzstundenzeit zum Besten. Daraufhin erzählten dann auch die anderen Erlebnisse aus der Tanzschule und erinnerten sich wie sie an alles, bis hin zu den Namen der Tanzpartner vor sechzig Jahren. Auch alte Zu- und Abneigungen waren präsent, sozusagen im Herzblut verankert. Aber die Frage, was es heute zu Mittag gegeben habe, hat kaum jemand beantworten können. Das Restchen Lebensessenz Jing, welches bei um die 90-Jährigen noch da war, wurde eben zum Leben gebraucht und nicht für so unwichtige Dinge wie Menüpläne.

Für das dritte Gedächtnis, die **Lernfähigkeit**, ist in erster Linie die „chinesische Milz" – als Synonym für das Verdauungssystem – zuständig. Selbstverständlich sind aber auch die anderen Faktoren – Blut und Jing – zu berücksichtigen. Wenn man studiert und gerade etwas lernen will, muss man sich den Stoff zu eigen machen. Die beste Vorlesung ist schnell vergessen, wenn man sie nicht selbst bearbeitet, eben „verdaut".

Auf jeden Fall ist es gut, schon frühzeitig für **ausreichend Qi, Blut und Lebensessenz Jing** zu sorgen. Das tun Sie, wenn Sie folgende Lebensmittel regelmäßig zu sich nehmen:

▲ **Gut:**

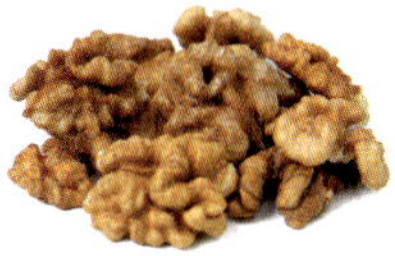
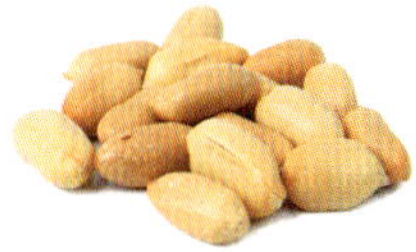
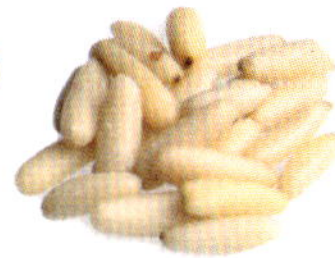

- Nüsse: Walnüsse gelten als besonders gut, weil ihre Form dem Hirn ähnelt; aber auch Erdnüsse, Pinienkerne und speziell schwarze Sesamsamen haben sich bewährt
- Obst: Goji-Beeren (Bocksdornfrüchte); je nach Jahreszeit Kirschen, Äpfel, Birnen, Weintrauben
- Gemüse: Judasohren* (getrocknet im Chinaladen zu kaufen), Fisolen, Spinat, Brokkoli, Chinakohl, Karotten und Lauch; Süßkartoffeln sind eine hervorragende Beilage!
- Fleisch und Innereien: Ich weiß, manche werden sich vor Grausen schütteln, aber gelegentlich ein Hirn mit Ei oder gebackenes Hirn sind sinnvoll. Hin und wieder eine Markknochensuppe unterstützt Ihre Lebensessenz; Leber, besonders Rindsleber, die Blutbildung
- Fisch oder Meeresfrüchte sollten mindestens einmal pro Woche auf den Tisch! Lachs, Aal, Shrimps, Tintenfisch und für Schlanke auch Karpfen tun gut

Die chinesische Medizin verfügt über diverse **gedächtnisfördernde Arzneien**, die man auch mitkochen kann:

- Die Kerne der wilden Dornkirsche* (Ziziphi spinosae Semen – suan zao ren) beruhigen das Herz, verhelfen zu gutem Schlaf und besserer Konzentration.
- Rote (chinesische) Datteln* (Jujubae Fructus – da zao) geben Energie und wirken blutbildend.
- Die Wurzel der sibirischen Kreuzblume* (Polygalae Radix – yuan zhi) ist ein wahres Wundermittel, wenn man sich nicht mehr richtig konzentrieren kann und alles durcheinanderbringt.
- Die Ginsengwurzel* (Ginseng Radix – ren shen) fördert die Konzentration besonders gut. Allerdings ist sie nicht für jeden geeignet: Wer zu Feuchtigkeitsspeicherung neigt, sollte etwa Ginseng nur in Kombination mit entwässernden Arzneien verwenden. Daher bitte vor Selbstversuchen einen TCM-Arzt konsultieren!

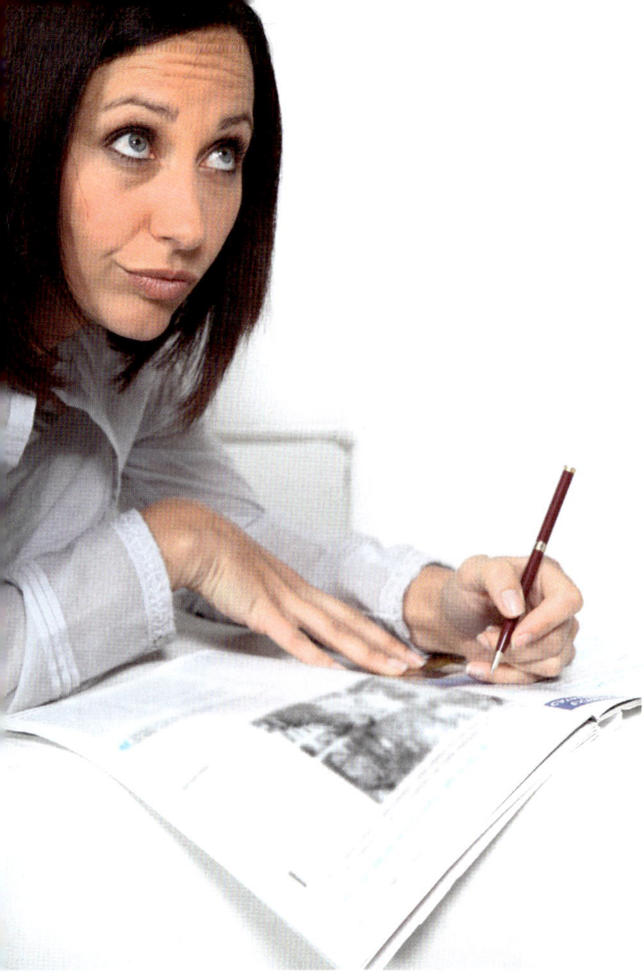

TIPP

Bei aller bewährten Medizin: Übung ist durch nichts zu ersetzen! Daher: Trainieren Sie Ihr Gehirn! Es ist wie ein Muskel, der sich umso besser entwickelt, je mehr Sie ihn trainieren. Lösen Sie Suchbildrätsel und machen Sie Sudoku oder trainieren Sie mit Harry Lorayne oder Vera F. Birkenbihl gezielt Ihre Hirnleistung! Die beiden haben herrliche Bücher mit Merkhilfen veröffentlicht.

Zum Abschluss noch für besonders Interessierte ein kleiner Ausflug in die klassische chinesische Medizin:

Vor schweren Prüfungen, wenn man schon „überlernt" ist, kommt es vor, dass das Hirn nicht mehr mitmacht. Man merkt sich nichts mehr, kann nachts nicht schlafen und ist tagsüber schläfrig. Chinesische Studenten nehmen dann gern die **„Studentenpille"**. Ursprünglich handelt es sich dabei um eine Art Suppe, gui pi tang genannt, das Milz-Wiederherstellungs-Dekokt. Es ist in China auch als Fertigpräparat in Pillenform erhältlich. Bei uns kann man sich die Rezeptur in der Apotheke mischen lassen und aus den Zutaten selbst ein Süppchen bereiten:

Milz-Wiederherstellungs-Dekokt*

Zutaten für die Trockenmischung

3 g Ginsengwurzel (Ginseng Radix – ren shen)

9 g großköpfige Mastixdistel, Wurzel (Atractylodis macrocephalae Rhizoma – bai zhu)

9 g wilde Dornkirschen-Kerne (Ziziphi spinosae Semen – suan zao ren)

3 g Alpenschartenwurzel (Aucklandiae = Saussureae = Vladimiriae Radix – mu xiang)

6 g chinesische Angelika-Wurzel (Angelica sinensis Radix – dang gui)

9 g Tragantwurzel (Astragali Radix – huang qi)

9 g Kokospilz (Poria – fu ling)

6 g Longan-Frucht (Longan Arillus – long yan rou)

3 g in Honig gebratene Süßholzwurzel (Glycyrrhizae Radix praeparata – zhi gan cao)

3 g Sibirische Kreuzblumenwurzel (Polygalae Radix – yuan zhi)

Außerdem werden hinzugefügt:

6 g frischer Ingwer (Zingiberis Rhizoma recens – sheng jiang)

9 g rote chinesische Dattel (Jujubae Fructus – da zao)

Zuerst Ingwer und Datteln aufkochen und abgießen. In dem Absud die anderen Zutaten etwa 20 Minuten bei geringer Hitze sieden lassen.

Alternativ können Sie in der Apotheke darum bitten, die Zutaten in **Granulat** umzurechnen und die entsprechende Dosieranleitung samt Messbecher und Gebrauchsanweisung mitzuliefern. Das Granulat wird einfach in heißem Wasser aufgelöst, gut umgerührt und abgekühlt mitsamt dem Bodensatz getrunken.
Am besten lassen Sie sich diese Rezeptur von einem TCM-Arzt verschreiben. Er fügt eventuell auch noch weitere spezielle Arzneien für Sie hinzu.
Die Rezeptur bietet ein schönes Beispiel für die chinesische Denkweise: Wie überall in China herrscht auch in den klassischen Formeln der TCM eine gewisse Hierarchie: Ein oder mehrere Kaiser geben die Hauptstoßrichtung vor und befehlen

sozusagen, wo es langgehen soll. Die Minister unterstützen den Kaiser, ebenso die Assistenten, die auch Nebenwirkungen korrigieren. Die Boten harmonisieren, verbessern die Verträglichkeit oder leiten in bestimmte Regionen.

Die Rezeptur enthält gleich **vier Kaiser** mit Schwerpunkt Milz:

- Ginseng* und Astragalus* (= Tragant) stärken mächtig die „chinesische Milz", die ja den „Grundstoff" für Lebensenergie Qi, Blut und Lebensessenz Jing aus der Nahrung produziert.
- Der Wurzelanhang der großköpfigen Mastixdistel* (Atractylodis macrocephalae Rhizoma) trocknet zusätzlich Feuchtigkeit.
- In Honig gebratene Süßholzwurzel* (Glycyrrhizae Radix praeparata) nährt Qi. Zusammen stärken sie die Blut generierende Milz-Funktion.

Dazu **fünf Minister**:

- Chinesische Angelika-Wurzel* und Longan-Frucht* (Drachenauge, Longan Arillus) wirken blutbildend, sie sorgen dafür, dass der beunruhigte Geist nicht aufgebracht durch den Körper geistert. So fördern sie die Konzentration und beruhigen die Nervosität.
- Die Kerne der wilden Dornkirsche* (Ziziphi spinosae Semen), Poria* (Kokospilz, ein Schmarotzerpilz) und die sibirische Kreuzblumenwurzel* (Polygalae Radix) wirken direkt beruhigend auf den Geist.

Der **Assistent** – die Wurzel der Alpenscharte* (Aucklandiae Radix) – reguliert Qi und verhindert Übersättigung durch die vielen nährenden Substanzen in der Formel.

Als **Boten** fungieren Ingwer und rote Datteln. Sie verbessern den Appetit und stimmen zwei Formen von Energie Qi aufeinander ab, nämlich das Abwehr-Qi (zur Verteidigung gegen Krankmacher von außen) und das nährende Qi, welches wir für alle Lebensvorgänge, Organe und Gefäße brauchen.

Schlusswort und Dank

Haben Sie schon die eine oder andere „Leckerei" ausprobiert? Wenn nicht – probieren Sie es noch, und staunen Sie, wie einfach der Umgang mit chinesischen Hausmitteln ist, freuen Sie sich darüber, dass gesundes Essen auch gut schmecken kann und genießen Sie die positiven Veränderungen in Ihrem Körper. Sie sollten allerdings nicht erwarten, dass Sie heute ein Rezept ausprobieren und morgen ein neuer Mensch sind. Das kann auch nur bei wenigen Rezepten und bei akuten Krankheiten funktionieren – etwa bei einer Erkältung oder bei Reisekrankheit. Ihren Blutdruck, Ihr Cholesterin, Ihre Hautprobleme bekommen Sie nur mit konsequenter Umstellung Ihrer Ernährung in den Griff. Die Erfahrung zeigt aber, dass es möglich ist.

Ich habe dieses Buch mit großem Vergnügen geschrieben und dabei selbst sehr viel gelernt. Bei meinen TCM-Lehrern bedanke ich mich dafür, dass sie mir den Weg zur wunderbaren Welt der chinesischen Medizin in der Küche gewiesen haben. Dank auch an die Autorinnen und Autoren diverser Fachbücher, allen voran Frau Dr. Wu Yanping, aus deren „Ernährungstherapie mit chinesischen Kräutern" ich sehr viele Anregungen bekommen habe, und ebenso an Xiao-Fan Zong und Gary Liscum (Chinese Medicinal Teas).

Frau Dr. Neulinger, Frau Mag. Müller und Frau Dr. Greif danke ich für die Mühe mit dem Buch, vor allem aber für die vielen Anregungen durch ihre klugen Fragen: Ohne sie hätte ich allzu viel als selbstverständlich vorausgesetzt. Und meinen Studentinnen und Studenten danke ich dafür, dass sie stets bereitwillig meine Küchenprodukte ausprobieren. Und nicht zuletzt danke ich Ihnen, liebe Leserinnen und Leser dieses Buches, für Ihr Interesse!

Und nun: ab in die Küche, denn wie Mephisto so treffend in Goethes Faust sagt: „Grau, teurer Freund, ist alle Theorie, und grün des Lebens goldner Baum."

Viel Vergnügen und guten Appetit wünscht

Gertrude Kubiena — Weißensee, im Sommer 2013

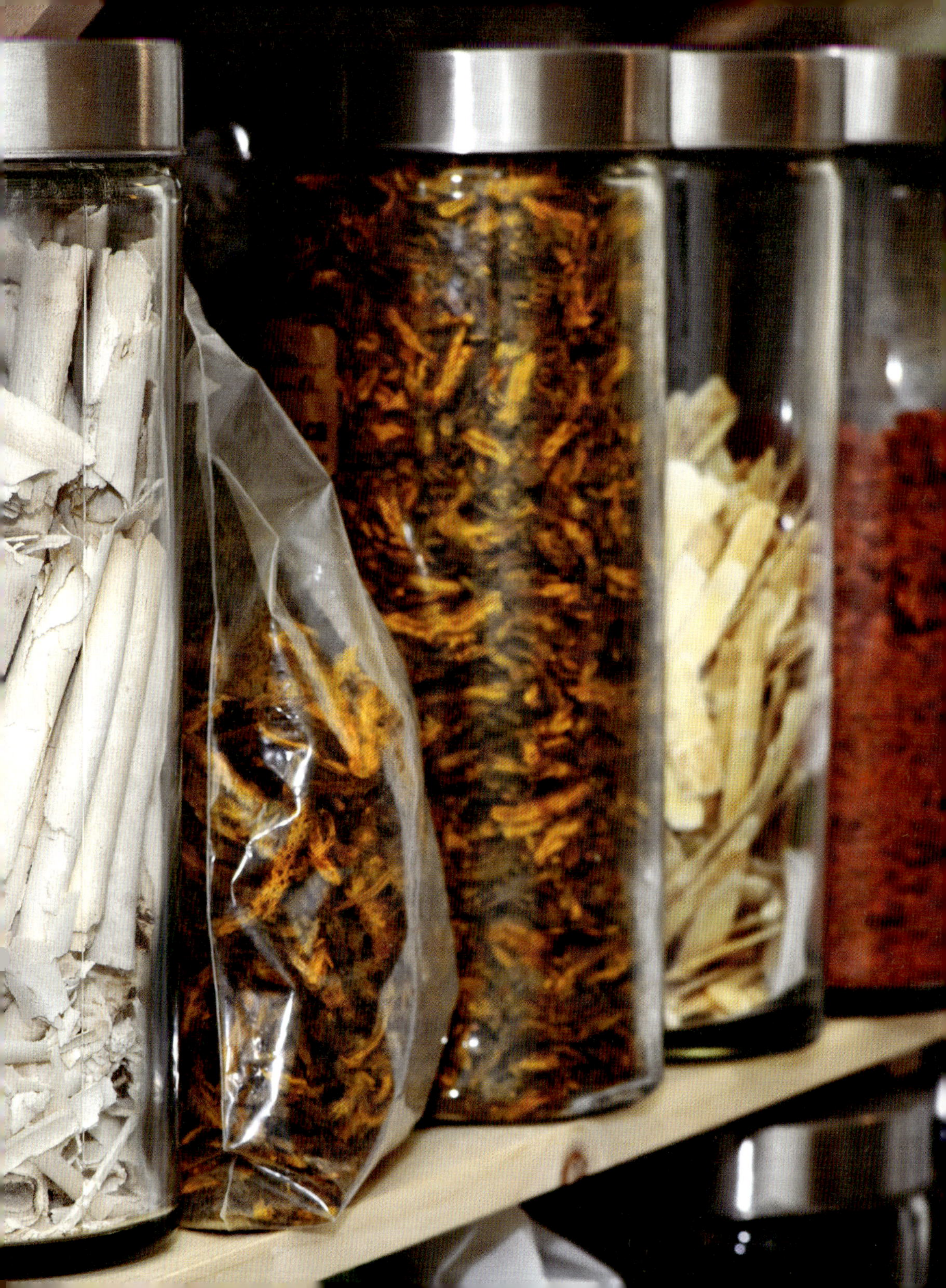

Anhang

Kleines Küchenlexikon

Beuschel ... Innereien, meist Lunge oder Herz
Dekokt ... suppenähnliche Abkochung, eine häufige Zubereitungsart in der TCM
Eierschwammerl ... Pfifferling
Erdäpfel ... Kartoffel
Fisolen ... grüne Bohnen
Föhre ... Kiefer
Germ ... Hefe
Granulat ... fertige Dekokte (Abkochungen), die getrocknet werden
Jungzwiebel ... Frühlingszwiebel
Karfiol ... Blumenkohl
Karotten ... Möhren
Kohlrabi ... Kohlrübe
Kren ... Meerrettich
Lauch ... Porree
Marillen ... Aprikosen
Melanzani ... Auberginen
Pinienkerne ... Pignoli
Ribisel ... Johannisbeeren
rote Rübe ... rote Bete
Sauerrahm ... saure Sahne
Schlagobers ... Schlagsahne
Schweinshaxel ... Schweinefuß
Semmel ... Brötchen
Topfen ... Quark
Truthahn ... Pute
Vogerlsalat ... Feldsalat
Weichsel ... Sauerkirsche

Abkürzungen
cl ... Zentiliter (1 cl = 10 ml)
EL ... Esslöffel
g ... Gramm
ml ... Milliliter, 1000 ml = 1 Liter

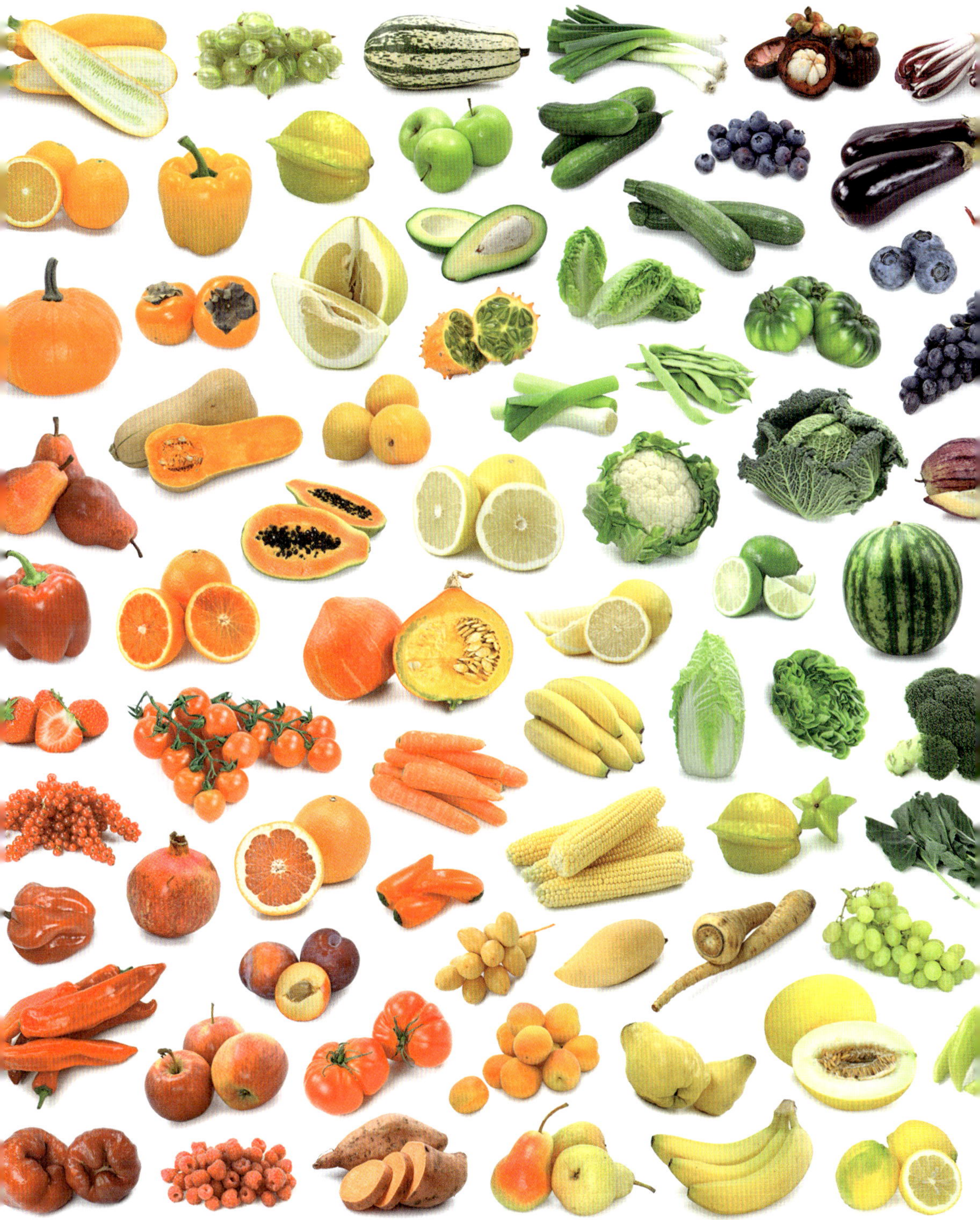

Arzneimittel-Liste

	Pharmazeut. Bezeichnung	Deutsche Bezeichnung	Chinesische Bezeichnung	Erhältlich als … Bezugsquelle
	Allii fistulosi Bulbus	weiße Anteile der Frühlingszwiebel	cong tou	getrocknete Rohdroge, Granulat; im Fachhandel
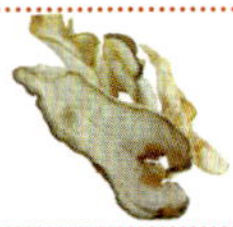	Anemarrhenae Rhizoma	Muttergedenken, Wurzelanhang	zhi mu	getrocknete Rohdroge, Granulat; im Fachhandel
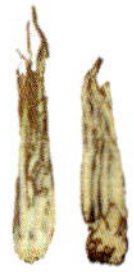	Angelica sinensis Radix	chinesische Angelika-Wurzel, Engelwurz	dang gui	getrocknete Rohdroge, Granulat; im Fachhandel
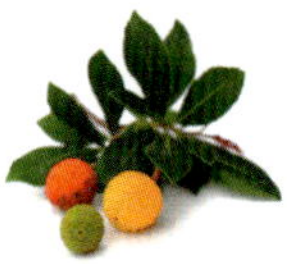	Arbuti Fructus	Arbutusfrüchte, Früchte des Erdbeerbaumes		Obst; selten frisch auf dem Markt, getrocknet im Reformhaus
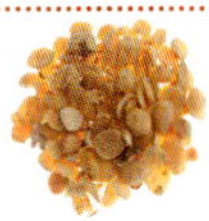	Armeniacae Semen	Marillenkerne	xing ren	getrocknete Rohdroge, Granulat; im Fachhandel
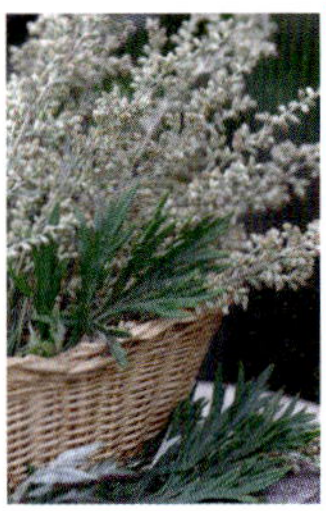	Artemisia	Beifuß		frische oder getrocknete Rohdroge; Reformhaus, Gärtnerei
	Artemisia absinthium	Wermutkraut		frische oder getrocknete Rohdroge; im Fachhandel
	Artemisia argyi	Silberbeifuß, Blätter	ai ye	fermentierte getrocknete Droge als Moxakraut, Moxazigarre; im Fachhandel

	Pharmazeut. Bezeichnung	Deutsche Bezeichnung	Chinesische Bezeichnung	Erhältlich als … Bezugsquelle
	Artemisia vulgaris	Gemeiner Beifuß		wild wachsend; im Reformhaus
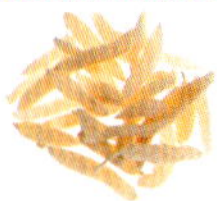	Asparagi Radix	Spargelwurzel	tian men dong	getrocknete Rohdroge, Granulat; im Fachhandel
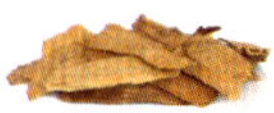	Astragali Radix	Tragantwurzel	huang qi	getrocknete Rohdroge, Granulat; im Fachhandel
	Atractylodis macrocephalae Rhizoma	großköpfige Mastixdistel, Wurzelanhang	bai zhu	getrocknete Rohdroge, Granulat; im Fachhandel
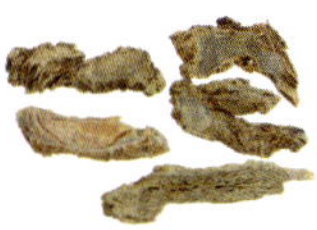	Aucklandiae Radix	Alpenscharte, Wurzel; Himalayaschartenwurzel	mu xiang	getrocknete Rohdroge, Granulat; im Fachhandel
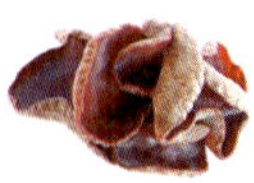	Auricularia auricula-judae	Judasohr, oft fälschlich als schwarze chinesische Morchel bezeichnet	hei mu er	Genussmittel, getrocknete Rohdroge, Granulat; im Chinaladen, Fachhandel
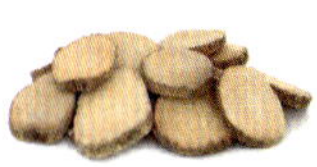	Bupleuri Radix	Bupleurum-Wurzel, chinesische Hasenohrwurzel	chai hu	getrocknete Rohdroge, Granulat; im Fachhandel
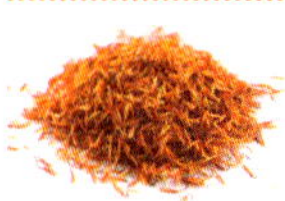	Carthami Flos	Färberdistel, Blüten	hong hua	getrocknete Rohdroge, Granulat; im Fachhandel

	Pharmazeut. Bezeichnung	Deutsche Bezeichnung	Chinesische Bezeichnung	Erhältlich als … Bezugsquelle
	Celosiae cristatae Flos	Brandschopf-blüten	ji guan hua	getrocknete Roh-droge, Granulat; im Fachhandel
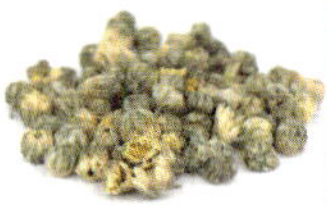	Chrysanthemi morifolii Flos	Chrysanthe-men-Blüten	ju hua	getrocknete Roh-droge, Granulat; im Teehandel, Fachhandel
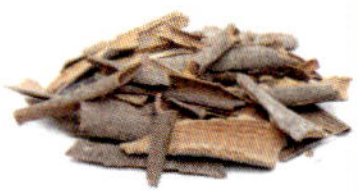	Cinnamomi Cortex	Zimtrinde (vom Stamm des Zimtbau-mes)	rou gui	getrocknete Roh-droge, Granulat; im Gewürzladen, Fachhandel
	Cinnamomi Ramulus	Zimtzweige	gui zhi	getrocknete Roh-droge, Granulat; im Fachhandel
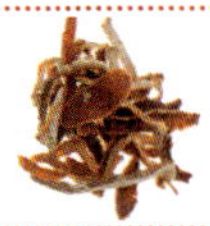	Citri reticulatae Pericarpium	Mandari-nenschalen getrocknet	chen pi	getrocknete Roh-droge, Granulat; im Fachhandel
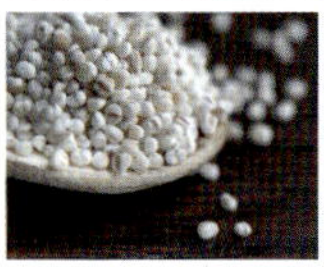	Coicis Semen	Hiobstränen-samen, Perlgraupen, Perlgerste	yi yi ren	getrocknete Roh-droge, Granulat; im Fachhandel
	Corydalis Rhizoma	Lerchen-sporn-Wur-zelknollen	yan hu suo	getrocknete Roh-droge, Granulat; im Fachhandel
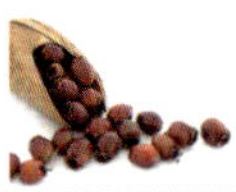	Crataegi Fructus	Weißdorn-Früchte	shan zha	getrocknete Roh-droge, Granulat; im Fachhandel
	Cynomori Herba	Feuersporn-kraut	suo yang	im Fachhandel

	Pharmazeut. Bezeichnung	**Deutsche Bezeichnung**	**Chinesische Bezeichnung**	**Erhältlich als … Bezugsquelle**
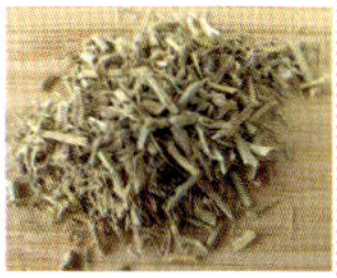	Ephedrae Herba	chin. Meerträubel, Kraut	ma huang	getrocknete Rohdroge, Granulat; im Fachhandel
	Ephedrae Radix	chin. Meerträubel, Wurzel	ma huang gen	getrocknete Rohdroge, Granulat; im Fachhandel
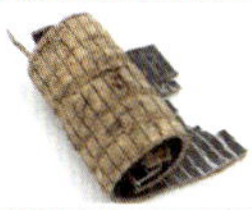	Eucommiae Cortex	Guttaperchabaum-Rinde	du zhong	getrocknete Rohdroge, Granulat; im Fachhandel
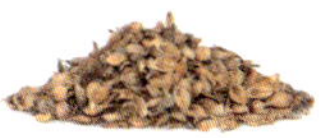	Forsythiae Fructus	Forsythien-Früchte	lian qiao	getrocknete Rohdroge, Granulat; im Fachhandel
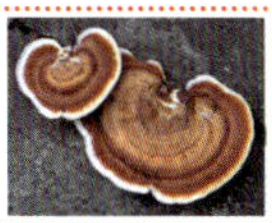	Ganoderma	Lackporling, Pilz der Unsterblichkeit	ling zhi	getrocknete Rohdroge, Granulat; im Fachhandel
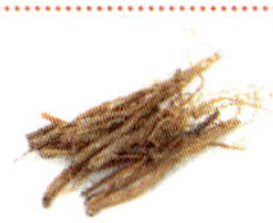	Ginseng Radix	Ginsengwurzel	ren shen	getrocknete Rohdroge, Granulat; im Fachhandel
	Gleditsiae Fructus	Seifenbohnenfrüchte	zao jia	getrocknete Rohdroge, Granulat; im Fachhandel
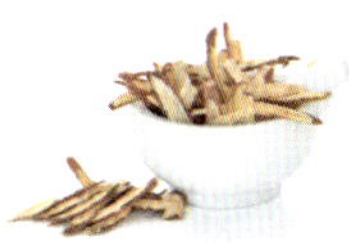	Glycyrrhizae Radix	Süßholzwurzel, unpräpariert	gan cao	getrocknete Rohdroge, Granulat; im Fachhandel
	Glycyrrhizae Radix praeparata	Süßholzwurzel, präpariert	zhi gan cao	getrocknete, meist mit Honig präparierte Rohdroge, Granulat; im Fachhandel
	Gynostemmatis Herba	Kraut der Unsterblichkeit, Blätter	jiao gu lan	

	Pharmazeut. Bezeichnung	Deutsche Bezeichnung	Chinesische Bezeichnung	Erhältlich als … Bezugsquelle
	Hyperici Herba	Johanniskraut, Kraut	guan ye lian qiao, di er cao	getrocknete Rohdroge; im Fachhandel
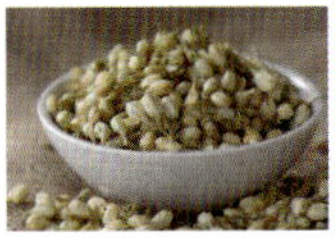	Jasmini Flos	Jasmin-Blüten	mo li hua	getrocknete Rohdroge, Granulat; im Teehandel, Fachhandel
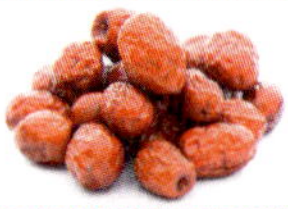	Jujubae Fructus	Dattel, rote, chinesische	da zao	getrocknete Rohdroge, Granulat; im Fachhandel
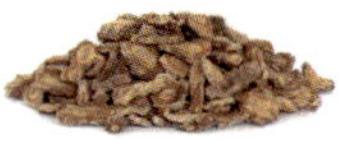	Ledebouriellae Radix	Windschutzwurzel	fang feng	getrocknete Rohdroge, Granulat; im Fachhandel
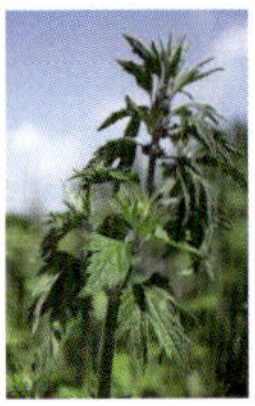	Leonuri Herba	Herzspannkraut, chinesisches Mutterkraut, Löwenschwanz	yi mu cao	getrocknete Rohdroge, Granulat; im Fachhandel
	Ligustici chuanxiong Rhizoma	Chinesischer Liebstöckel, Wurzelanhang	chuan xiong	getrocknete Rohdroge, Granulat; im Fachhandel
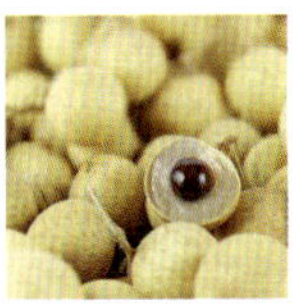	Longan Arillus	Longan-Frucht, Longane, Drachenauge	long yan rou	getrocknete Rohdroge, Granulat; selten frisch am Markt, Chinaladen; getrocknet im Fachhandel
	Lonicerae Flos	Geißblatt-Blüten	jin yin hua	getrocknete Rohdroge, Granulat; im Fachhandel

	Pharmazeut. Bezeichnung	Deutsche Bezeichnung	Chinesische Bezeichnung	Erhältlich als … Bezugsquelle
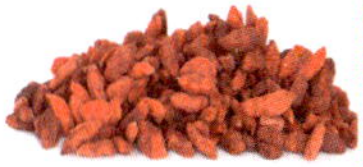	Lycii Fructus	Goji-Beeren, Bocksdorn-früchte, chin. Wolfsbeere	gou qi zi	getrocknete Früchte, Granulat; im Supermarkt, Fach-handel
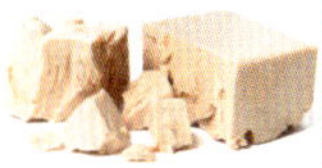	Massa medicata fermentata	medizinische Hefe	shen qu	getrocknet; im Fachhandel
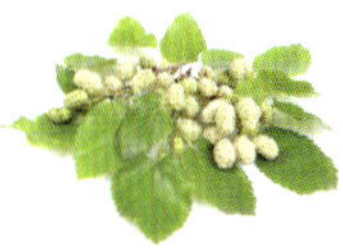	Mori Folium	Maulbeer-blatt	sang ye	getrocknete Rohdro-ge, Granulat; im Fachhandel
	Mori Fructus	Maulbeere, Frucht	sang shen	roh oder getrocknet; am Markt, im Fach-handel
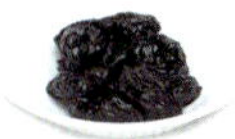	Mume Fructus	schwarze ja-panische oder Umeboshi-Pflaume	wu mei	präpariert; im Fachhandel
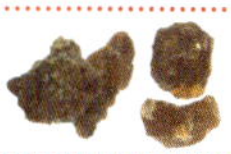	Myrrha	Myrrhe	mo yao	Harz; im Fachhandel
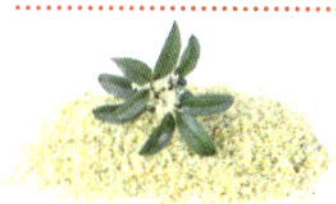	Osmanthus fragrans	Osmanthus-Blüten, Duft-blüten	gui hua	getrocknete Rohdroge; im Fachhandel (schwer erhältlich)
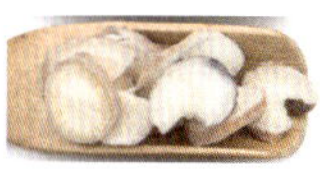	Paeoniae Radix alba	Pfingstrosen-wurzel, geschält	bai shao yao	getrocknete Rohdro-ge, Granulat; im Fachhandel
	Paeoniae Radix rubra	Pfingstrosen-wurzel, ungeschält	chi shao yao	getrocknete Rohdro-ge, Granulat; im Fachhandel
	Perillae Folium	Schwarznes-sel-Blätter	zi su ye	getrocknete Rohdro-ge, Granulat; im Fachhandel

	Pharmazeut. Bezeichnung	Deutsche Bezeichnung	Chinesische Bezeichnung	Erhältlich als … Bezugsquelle
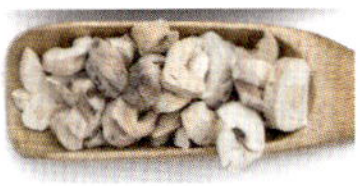	Pinelliae Rhizoma praeparatum	Pinellia oder Mittsommerpflanze, Wurzelanhang, präpariert	zhi ban xia	getrocknete Rohdroge, Granulat; im Fachhandel
	Pini Folium	Föhrennadeln	song ye	getrocknete Rohdroge, Granulat; im Fachhandel
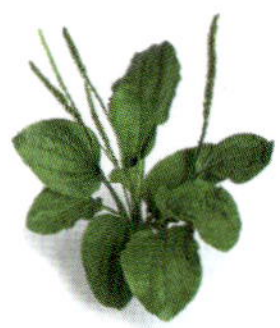	Plantaginis Herba	Breitwegerich-Kraut	che qian cao	Wildgemüse, frisch oder als getrocknete Rohdroge, Granulat; wächst auf Wiesen und Wegen; im Fachhandel
	Polygalae Radix	sibirische Kreuzblume, Wurzel	yuan zhi	getrocknete Rohdroge, Granulat; im Fachhandel
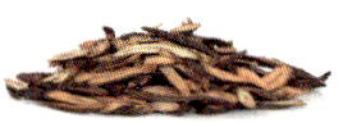	Polygoni multiflori Radix	vielblütiger Knöterich, Wurzel	he shou wu	getrocknete Rohdroge, Granulat; im Fachhandel
	Poria	Kokospilz	fu ling	getrocknete Rohdroge, Granulat; im Fachhandel
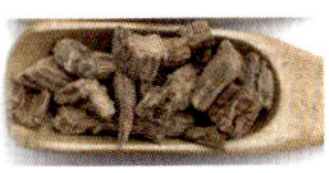	Puerariae Radix	Kapoubohnenwurzel, Kudzu-Wurzel	ge gen	getrocknete Rohdroge, Granulat; im Fachhandel
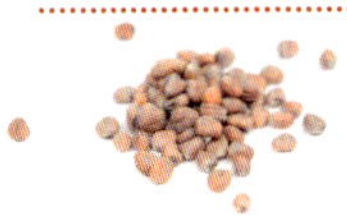	Raphani Semen	Rettichsamen	lai fu zi	getrocknete Rohdroge, Granulat; im Fachhandel
	Rosae chinensis Flos et Fructus	China-Rose, Blüten und Früchte	yue ji hua	getrocknete Rohdroge, Granulat; im Fachhandel

	Pharmazeut. Bezeichnung	Deutsche Bezeichnung	Chinesische Bezeichnung	Erhältlich als … Bezugsquelle
	Rosae laevigatae Fructus	Cherokee-Rose (Wildrosenart), Hagebutten	jiin ying zi	getrocknete Rohdroge, Granulat; im Fachhandel
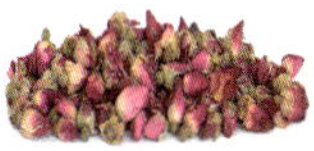	Rosae rugosae Flos	Kartoffelrose, Blüten	mei gui hua	getrocknete Rohdroge, Granulat; im Fachhandel
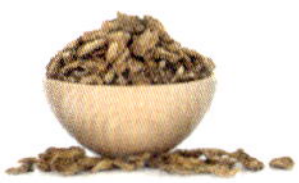	Salviae miltiorrhizae Radix	Rotwurzel-salbei-Wurzel	dan shen	getrocknete Rohdroge, Granulat; im Fachhandel
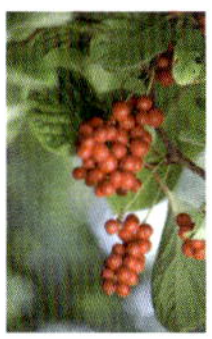	Schisandrae Fructus	Bärentrauben-Beere, Fünf-Geschmäcker-Frucht	wu wei zi	getrocknete Rohdroge, Granulat; im Fachhandel
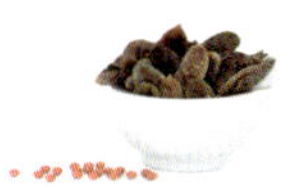	Sennae Folium	Sennesblätter	fan xie ye	getrocknete Rohdroge, Granulat; im Fachhandel
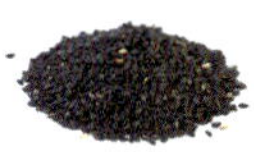	Sesami Semen nigrum	schwarze Sesamsamen	hei zhi ma	getrocknete Rohdroge, Granulat; im Fachhandel
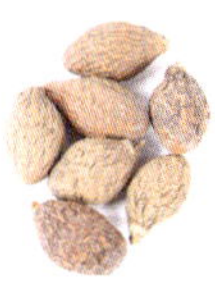	Sterculiae Semen	Sterkulia-Samen (Stinkbaum, Malvengewächse)	pang da hai	getrocknete Rohdroge, Granulat; im Fachhandel
	Tinctura	Tinktur (alkoholischer Auszug)	ding	im Fachhandel
	Tinctura Humuli lupuli	Hopfen-Tinktur	jiu hua ding	Tinktur; im Fachhandel

Pharmazeut. Bezeichnung	Deutsche Bezeichnung	Chinesische Bezeichnung	Erhältlich als … Bezugsquelle
Tinctura Hyperici	Johannis-kraut-Tinktur	di er cao ding	Tinktur; im Fachhandel
Tinctura Melissae officinalis	Melissen-Tinktur	you gao ding	Tinktur; im Fachhandel
Tussilaginis Flos	Huflattich-Blüte	kuan dong hua	bedingt als getrocknete Rohdroge, Granulat; im Fachhandel
Zingiberis Rhizoma	Ingwer, Wurzel-anhang, getrocknet	gan jiang	getrocknete Rohdroge, Granulat; im Fachhandel
Zingiberis Rhizoma recens	Ingwer, Wurzel-anhang, unpräpariert	sheng jiang	Rohdroge, Granulat; im Supermarkt, Fachhandel
Zingiberis Rhizomatis recentis Pericarpium	Ingwerschale, frisch	sheng jiang pi	selbst herstellen oder als getrocknete Rohdroge/Granulat kaufen; im Supermarkt, Fachhandel
Zingiberis succus	Ingwersaft, frisch	sheng jiang zhi	selbst herstellen oder kaufen; im Supermarkt, Fachhandel
Ziziphi spinosae Semen	Wilde Dorn-kirsche, Kerne	suan zao ren	getrocknete Rohdroge, Granulat; im Fachhandel

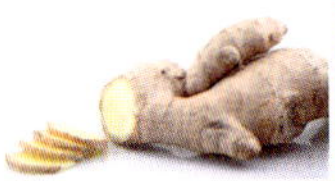

Rezepte und Formeln

Literaturverweise

Bihlmaier S. (2012) Tomatenrot und Drachengrün: 3x täglich: Das Beste aus Ost und West – antikrebs-aktiv und abwehrstark. Walter Haedecke Verlag, Weil der Stadt (BRD). ISBN 3-7750-0630-3
Interessante Artikel und köstliche Rezepte zum Nachkochen

Birkenbihl V. (1995, 23. Auflage) Stroh im Kopf? Gebrauchsanleitung fürs Gehirn. mvg-Verlag, Landsberg am Lech. ISBN 3-478-03670-4
Merk- und Gedächtnistraining auf Deutsch. Achtung! Die neuesten Auflagen haben weniger gute Kritiken.

Engelhardt U., Hempen C.H. (1997) Chinesische Diätetik. Urban & Schwarzenberg, Wien, Baltimore. ISBN 3-54111871-7
Sehr ausführliche Beschreibung der einzelnen Nahrungsmittel nach TCM-Kriterien

Fahrnow I.M., Fahrnow H., Sator G. (2000) Feng Shui und die 5-Elemente-Küche. Gräfe und Unzer Verlags GmbH, München. ISBN 3-7742-1700-9
Ein liebenswertes, sehr schönes Buch

Kirchhoff S., Kempfle T. (2011, 3. Auflage) Chinesische Diätetik (Tafel). Verlag Systemische Medizin Dr. Erich Wühr, Kötzting, Bayer. Wald. ISBN 978-3-86401-011-8
Beste Hilfe zur schnellen Orientierung. Knapp, übersichtlich, attraktiv. Sollte in keinem Haushalt, wo man gelegentlich nach TCM kocht, fehlen und ist ein Muss für jede TCM-Praxis zur diätetischen Beratung!

Kubiena G. (2011) Grundlagen der Traditionellen Chinesischen Medizin. Wilhelm Maudrich Verlag, Wien; ISBN 978-3-85175-925-9
Einstieg für Interessierte

Lorayne H. (1985, First Printing 1974) How to develop a super-power memory. A Signet Book, New American Library, New York. ISBN 0-451-16036-3
Amüsantes Gedächtnistraining in englischer Sprache. Unübertrefflich, aber leider vergriffen!

Qing Yan (2005) Herbs for Beauty. Imperial Secret Herbal Formulas from Ancient China. PharmTao, Santa Clara, California. ISBN 1-4116-6773-5
Gutes Buch mit interessanten Rezepten plus Kommentar zur Wirkung

Wu Yanping (2005) Ernährungstherapie mit chinesischen Kräutern. Elsevier/Urban & Fischer, München, Jena. ISBN 3-437-57160-5
Sehr gutes Buch mit vielen Rezepten zum Nachkochen

Zhen Zhen´s Website (2012, Download) http://www.chinesebeautysecrets.com
Sehr brauchbare Website mit einfachen Schönheitstipps und Rezepten

Zong Xiao-fan, Liscum G. (First Edition 1996) Medicinal Teas. Blue Poppy Press, Boulder, USA. ISBN 0-936185-76-7
Praktische und einfach umsetzbare Vorschläge, auch bei geringer Kenntnis der TCM-Grundlagen

Stichwortverzeichnis

Bildquellen

S. 3: © sinseeho – fotolia.com; S. 6: links, Mitte: © lily, rechts: © furtseff – fotolia.com; S. 7: links, Mitte: © Maksim Shebeko, rechts: © Freer – fotolia.com; S. 9: © Maksim Shebeko – fotolia.com; S. 10: © richardkccheng – fotolia.com; S. 12: © joesayhello – fotolia.com; S. 13: links: © Delphimages, rechts: © -Marcus- – fotolia.com; S. 14 : © niyazz – fotolia.com; S. 15: oben: © sablin, unten: © sassyphotos – fotolia.com; S. 16, 57, 132: © lily – fotolia.com; S. 19: oben: © Thomas Siepmann, unten: © L.Klauser – fotolia.com; S. 20: © moonrun – fotolia.com; S. 21: © Lonni – fotolia.com; S. 23: © DocEver – fotolia.com; S. 26: © Delphimages – fotolia.com; S. 28: © Aleksandr Lesik – fotolia.com; S. 31: © Gertrude Kubiena; S. 32: © claudiozacc – fotolia.com; S. 34: © Gulien Diavel – fotolia.com; S. 35: © Hannes Strobl; S. 38 oben: © marilyn barbone – fotolia.com, unten: © olenaa – shutterstock.com; S. 39: © Mohamed Elsayyed – fotolia.com; S. 40: © Mara Zemgaliete – fotolia.com; S. 42: © MasterLu – fotolia.com; S. 43, v. o. n. u.: © ExQuisine, Thomas Francois, Elena Schweitzer – fotolia.com, © t_kimura – istockphoto.com; S. 46, 51, 101, 116, 117: © Africa Studio – fotolia.com; S. 48 oben: © vertigo, unten: © Leonid Ikan – fotolia.com; S. 49: © Rudie – fotolia.com; S. 54: oben, Mitte: © photka, unten: © sassyphotos – fotolia.com; S. 55: oben: © Elena Schweitzer, unten: © GIS – fotolia.com; S. 56, 169: © Elena Schweitzer – fotolia.com; S. 58: © Lilyana Vynogradova – fotolia.com; S. 60: © Günter Menzl – fotolia.com; S. 61: © WilliamJu – fotolia.com; S. 62, 166: © Elenathewise – fotolia.com; S. 63, 119: © Schlierner – fotolia.com; S. 64–65: © uckyo – fotolia.com; S. 66, 78: © Valery Bareta – fotolia.com; S. 67: © pehutter, © chuan1963 – fotolia.com; S. 68: oben: © dimakp, unten: © Inga Nielsen – fotolia.com; S. 68: links: © Kenishirotie, rechts: © Markus Mainka – fotolia.com; S. 70: © doris_bredow – fotolia.com; S. 71: © motorlka – fotolia.com; S. 72: © Uwe Grötzner – fotolia.com; S. 73: © jianghaistudio – fotolia.com; S. 75: oben: © soupstock, Mitte: © Andrea Wilhelm, unten: © U. Hardberck – fotolia.com; S. 76: © leungchopan – fotolia.com; S. 77: oben: © Blinztree, unten: © Andrzej Tokarski – fotolia.com; S. 79: © Kenishirotie – fotolia.com; S. 80: © iluzia – fotolia.com; S. 82: oben: © valery121283, unten: © dimakp – fotolia.com; S. 83: oben: © chungking, unten: © Konstantin Yuganov – fotolia.com; S. 85: © Birgit Reitz-Hofmann – fotolia.com; S. 86: © marilyn barbone – fotolia.com; S. 87: © Thomas Siepmann – fotolia.com; S. 89: oben: © Tuan Huy Pham – fotolia.com, unten: © chungking – shutterstock.com; S. 90: oben: © mates, unten: © sassyphotos – fotolia.com; S. 91: © ft2010 – fotolia.com; S. 92: © andriigorulko – fotolia.com; S. 93: © coldwaterman – fotolia.com; S. 95: © Printemps – fotolia.com; S. 96: links: © chibosaigon, rechts: © iampuay – fotolia.com; S. 97: © DPix Center – fotolia.com; S. 98: © Blinztree – fotolia.com; S. 99: oben: © Benicce, unten: © Ziablik – fotolia.com; S. 100: © uckyo – fotolia.com; S. 102: © Dan Race – fotolia.com; S. 103: © osoznaniejizni – fotolia.com; S. 104: © Herbie – fotolia.com; S. 105: © Fotolyse – fotolia.com; S. 106:

oben: © uckyo, Mitte: © Vidady, unten: © Andrea Wilhelm – fotolia.com; S. 107: © chuan1963 – fotolia.com; S. 108: © Udo Kroener – fotolia.com; S. 110: oben: © photka, unten: © absolutimages – fotolia.com; S. 112: links: © leungchopan, rechts: © jianghaistudio – fotolia.com; S. 113: oben links: © Elena Schweitzer, oben rechts: © margo555, unten: © Natalia D. – fotolia.com; S. 114: oben: © Africa Studio, unten: © Heike Rau – fotolia.com; S. 115: © Corinna Gissemann – fotolia.com; S. 118: © Vera Kuttelvaserova – fotolia.com; S. 120: © Olga Galushko – fotolia.com; S. 121: © marilyn barbone – fotolia.com; S. 122: © Paylessimages – fotolia.com; S. 123: © PeJo – fotolia.com; S. 124: © L.Klauser – fotolia.com; S. 125: © Schwoab – fotolia.com; S. 126: oben: © blende40, unten: © emer – fotolia.com; S. 127: © Forewer – fotolia.com; S. 128, 144: © Elena Schweitzer – fotolia.com; S. 129, 152: © HLPhoto – fotolia.com; S. 130: © foodinaire – fotolia.com; S. 131: © yellowj – fotolia.com; S. 133: © WilliamJu – fotolia.com; S. 134: © Andrei Tsalko – fotolia.com; S. 135: © Donets – fotolia.com; S. 136: © Christian Jung – fotolia.com; S. 137: © Robert Kneschke – fotolia.com; S. 139: © MARCELO – fotolia.com; S. 141: © Yantra – fotolia.com; S. 143: © Roman Thomas – fotolia.com; S. 145: oben: © Elena Schweitzer, unten: © marilyn barbone – fotolia.com; S. 147: oben: © Elena Schweitzer, unten: © photka – fotolia.com; S. 149: © absolutimages – fotolia.com; S. 151: oben: © Trish23, unten: © Lilyana Vynogradova – fotolia.com; S. 154: © sever180 – fotolia.com; S. 155: oben:© notistia, unten: © jianghaistudio – fotolia.com; S. 156: oben:© uckyo, unten: © Blinztree – fotolia.com; S. 157: oben:© HamsterMan, unten: © auremar – fotolia.com; S. 159: © Creativa – fotolia.com; S. 161: links:© photka, Mitte, rechts: © Sergej Toporkov – fotolia.com; S. 162: © auremar – fotolia.com; S. 170: v. o. n. u.: © sassyphotos, © marilyn barbone, © pico, © ft2010, © petrabarz – fotolia.com; S. 171: v. o. n. u.: © ft2010, © marilyn barbone, © sassyphotos, © jianghaistudio, © marilyn barbone, © HLPhoto – fotolia.com; S. 172: v. o. n. u.: © Blinztree, © Mohamed Elsayyed, © ft2010, © U. Hardberck, © marilyn barbone – fotolia.com; S. 173: v. o. n. u.: © Heike Rau, © uckyo, © marilyn barbone, © tarngjer, © uckyo, © marilyn barbone – fotolia.com; S. 174: v. o. n. u.: © Blinztree, © leungchopan, © marilyn barbone, © sever180, © Inga Nielsen – fotolia.com; S. 175: v. o. n. u.: © marilyn barbone, © Andrzej Tokarski, © iluzia, © osoznaniejizni, © emer, © chungking, © Freer – fotolia.com; S. 176: v. o. n. u.: © Freer, © Ziablik, © marilyn barbone, © Freer, © Vidady – fotolia.com; S. 177: v. o. n. u.: © marilyn barbone, © marilyn barbone – fotolia.com, © olenaa – shutterstock.com, © marilyn barbone, © Kenishirotie – fotolia.com, © chungking – shutterstock.com; S. 178: © Thomas Siepmann – fotolia.com